EMPODERA tu embarazo

Una guía para preparar tu **mente** y tu **cuerpo** en la **creación** de una *nueva vida*

Empodera tu embarazo
Publicación independiente de Dra. Alexandra Jarrot Sierra, 2026

ISBN: 979-8-234-07200-9
Página web: miquiropráctica.com

Gerencia, coordinación editorial y consultoría en autopublicación:
Yasmín Rodríguez
Edición: Marieli A. De Jesús Gordils
The Writing Ghost®, Inc.
www.thewritingghost.com

Diseño gráfico y portada: Gil Acosta Design
www.gilacosta.com

Diseño interior y maquetación: The Writing Ghost®, Inc.

Ilustraciones: Anna Kosak

Fotografía de la autora: Tamara Figueroa
www.tamorawphoto.com

Consultora en nutrición: Lcda. Ismarie Raldiris González
https://menutritionpr.com/lcda-ismarie-raldiris-gonzalez/

Este libro y todo su contenido es resultado del conocimiento y pensamientos de la autora. Este libro no pretende sustituir el consejo médico de un profesional. El propósito del contenido de este libro es ayudar al lector a tomar decisiones conscientes sobre su salud. Consulte a su médico antes de seguir los consejos propuestos por la autora. Cualquier uso de la información expresada en este libro queda a discreción del lector. Aunque la autora y su equipo de producción han hecho todo lo posible para garantizar que la información en este libro está correcta al momento de publicar, no asumen ninguna responsabilidad por cualquier pérdida o daño por causa de errores u omisiones y no se responsabilizan por los sitios web y su contenido mencionados en este libro que no son de su propiedad.

Lenguaje inclusivo: El género gramatical (masculino, femenino) suele asociarse al sexo biológico; sin embargo, gramaticalmente incluye en su referencia, en condiciones de plena igualdad y equidad, a todos los géneros. Siguiendo las recomendaciones de la Real Academia Española (RAE), en este libro se usa el masculino genérico o masculino con carácter colectivo; por consiguiente, no solo se refiere al género masculino, sino a la de todos los géneros que forman parte de la comunidad.

TABLA DE *Contenido*

¡SORPRESA!

¡Viene un bebé en camino!

¡Sorpresa! ¡Viene un bebé en camino!

¡Muchas felicidades, mamá! Hoy celebramos una nueva vida. Si tu embarazo fue planificado o no, si estás en proceso de concepción o ya en gestación, es normal sentir emoción, felicidad y, a veces, miedo y nerviosismo. También es normal no saber por dónde empezar.

Mi hijo Gianmarco ha sido mi mayor regalo. Gracias a mi experiencia como quiropráctica y a mi trasfondo familiar, planifiqué mis nueve meses para apreciar los cambios y responder a cualquier necesidad física, alimentaria y quiropráctica que tuviese.

Después de dar a luz en casa durante la pandemia el 28 de marzo de 2020, pensé en todas las madres como yo: las primerizas, aquellas que lograron un embarazo después de varias pérdidas y las que deseaban un embarazo saludable. Me di cuenta de que carecían de herramientas sobre conocimientos naturales que las apoyaran en el proceso.

Por eso, decidí reunir mi conocimiento sobre embarazo y parto en un manual fácil de leer. Quise ofrecer a todas las mujeres una guía detallada que aborde cada semana del proceso.

Hola, soy Alexandra Jarrot Sierra. Como mencioné, soy quiropráctica y provengo de una larga línea de quiroprácticos. Mi abuelo, el Dr. Ralph Sierra, fue el primer quiropráctico en Puerto Rico, y gracias a él existe la licenciatura de quiropráctica en la isla. Mi mamá, mi papá, mis hermanos y yo seguimos sus pasos, aunque cada uno se especializa en diferentes áreas. Yo me enfoqué en el embarazo mucho antes de pensar en tener hijos.

El proceso del embarazo es un milagro, pero también tiene bases fisiológicas bien estudiadas que nos sirven como punto de partida para el cuidado del bebé y de su madre. Aquí comparto el cúmulo de conocimientos que poseo, gracias a mi práctica, mis experiencias con pacientes y mi vivencia como madre. Espero que este libro se convierta en tu compañero, aliado y guía durante este tiempo maravilloso. Estoy aquí para ofrecerte todo mi conocimiento y apoyo sobre el proceso de gestación desde un enfoque detallado, considerando tu cuerpo y los beneficios de la quiropráctica.

Esta guía se desglosa por semana, detallando qué sucede con tu bebé y tu cuerpo, así como la alimentación y actividad física óptima para que ambos disfruten de los mejores nueve meses juntos. Esta información te ayudará a cuidarte y conocerte mejor durante estos meses. Desde el momento en que descubres que estás embarazada, empiezas a hacer listas mentales. Contabilizas las cosas que debes hacer, los hábitos que necesitas ajustar y los cambios que deben ocurrir para tener un embarazo llevadero y recibir a tu bebé en las mejores condiciones.

Es importante que, a medida que avanza tu embarazo, estés consciente de los cambios y te prepares para que tu bebé llegue sano y fuerte. Antes de hablar sobre cada semana, observaremos tu columna vertebral y los cambios que enfrentarás. También veremos por qué la quiropráctica no solo es segura, sino que se recomienda para aliviar síntomas y preparar el cuerpo de forma natural.

Cada cuerpo y cada embarazo son únicos. Lo que funciona para una mamá puede no ser adecuado para otra. Siempre recomiendo mantenerte en contacto con tu médico y tu quiropráctico para hacer preguntas sobre los alimentos y ejercicios que te convienen. Además, consultar con un nutricionista puede ayudarte a elegir las mejores opciones para tu alimentación. Los profesionales suelen ofrecer recomendaciones que te beneficiarán a largo plazo.

Para la sección sobre alimentación en este manual, consulté con la Lcda. Ismarie Raldiris González, nutricionista y dietista licenciada en Puerto Rico, especializada en nutrición materno-infantil.

Recuerda, el embarazo no es una enfermedad ni una situación incapacitante, sino una etapa natural del ciclo de vida. Es un tiempo de alegría y preparación. Construir una vida en tu vientre es un proceso intenso, pero también es increíble y sumamente gratificante. Así que, ¡empodérate de tu embarazo!

LA QUIROPRÁTICA DESDE LA GESTACIÓN

hasta el parto

La quiropráctica desde la gestación hasta el parto

¿Sabías que la quiropráctica puede ayudar a preparar tu cuerpo desde antes de concebir? Según la Asociación Americana del Embarazo, recibir atención quiropráctica durante el embarazo no crea riesgos ni complicaciones (American Pregnancy Association, 2022). Pero además, la quiropráctica no solo contribuye positivamente al bienestar del embarazo, sino que también apoya la fertilidad desde antes de la concepción.

¿Cómo es beneficiosa la quiropráctica en el proceso de concepción? Cuando la futura madre visita su quiropráctico con frecuencia, los ajustes promueven ciclos menstruales regulares, y también fomentan que la función uterina esté al máximo. Los ajustes estimulan los nervios del sistema reproductor y preparan el cuerpo para una implantación saludable y eficaz.

Los ajustes quiroprácticos tienen un efecto similar en el futuro padre. Si este cumple con ajustes constantes, acompaña su rutina con buena alimentación y actividad física, los nervios en el sistema reproductor estarán saludables y en buenas condiciones.

Los beneficios del tratamiento quiropráctico durante el embarazo son evidenciados en varios estudios importantes. Por ejemplo, la Dra. Joan Fallon evaluó a un grupo de mujeres embarazadas que recibieron tratamiento quiropráctico. Su evaluación reveló que estas mujeres experimentaron una reducción en el tiempo del parto. En mujeres que daban a luz por primera vez, el tiempo se redujo en un promedio del 24%. En mujeres que daban a luz por segunda o tercera vez, la reducción fue del 39%. (Fallon, 1990).

Por otro lado, un análisis liderado por el Dr. Irvin Henderson, miembro de la Junta Directiva de la Asociación Médica Americana, evidenció que las mujeres que reciben ajustes quiroprácticos durante el tercer trimestre del embarazo experimentan un parto más cómodo (Henderson, 1987).

Durante el embarazo, los diversos cambios fisiológicos y hormonales que preparan tu cuerpo para el desarrollo del bebé afectan la alineación de la columna vertebral y las articulaciones. Algunos de esos cambios se ven como el aumento del tamaño del abdomen que causa una la curvatura pronunciada de la espalda, los cambios en la pelvis y la postura. La relaxina también aporta a los cambios.

La quiropráctica trata los huesos, articulaciones, músculos y nervios del cuerpo. Todas estas partes están conectadas y una depende del funcionamiento de la otra. Todos los nervios del cuerpo conectan con un músculo al que se dedican únicamente, y gracias a las señales de los nervios, el músculo funciona y le da paso a los otros sistemas. Mantener la columna vertebral alineada ayuda al cuerpo a funcionar efectivamente en su totalidad, incluso al momento de dar a luz.

Las complicaciones más comunes durante el parto se deben a problemas con el útero, con el pasaje del bebé (pelvis) y con la posición del bebé. Estas tres razones por las que el parto podría complicarse pueden ser evitadas con atención quiropráctica y actividad física durante los meses de embarazo. Por eso es importante empezar a cuidarse temprano.

Problemas con el útero

El sistema nervioso tiene dos partes: simpático y parasimpático. Estas dos partes envían mensajes a través de la columna vertebral hasta llegar al útero, que es el órgano donde se desarrolla el bebé. Estos mensajes provienen de las últimas vértebras de la espalda y de los nervios que se encuentran en la parte baja de la espalda, justo por encima del hueso sacro. Este hueso es una estructura ósea en forma de escudo que está localizada en la base de las vértebras lumbares. Se conecta con la pelvis formando la pared pélvica posterior. Su función es fortalecer y estabilizar la pelvis.

Cuando el sistema nervioso no funciona al máximo, los nervios que van al útero no pueden hacer su trabajo correctamente. Esto causa problemas en el sistema reproductor en general.

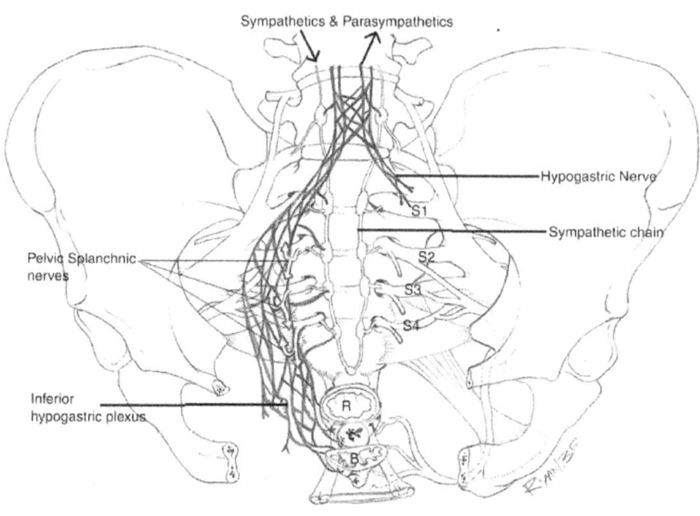

Por eso, los ajustes quiroprácticos pueden ser beneficiosos para el funcionamiento adecuado del útero. Estos ajustes ayudan a aliviar, acomodar y tratar los nervios que se encuentran en la espalda y la pelvis, lo que puede mejorar la comunicación entre el sistema nervioso y el útero.

Una disfunción uterina puede tener efectos negativos durante el parto, especialmente en la capacidad del cuello uterino para dilatarse de manera coordinada. Si los nervios que controlan esta función están bajo presión o no funcionan correctamente, eso puede resultar en una dilatación inadecuada del cuello uterino, lo que dificulta un parto natural y puede requerir intervenciones médicas adicionales.

Cuando la madre experimenta una presión excesiva en estos nervios debido a una disfunción, esto puede interferir con la función normal del útero y provocar una serie de complicaciones durante el parto. Por lo tanto, mantener una buena salud de la columna vertebral y la pelvis a través de ajustes quiroprácticos es sumamente beneficioso.

Problemas con el pasaje del bebé (pelvis)

Si el sacro está fuera de sitio, las contracciones de la pelvis que controlan el diámetro del espacio que tiene el bebé para pasar pueden complicar el parto. A estas complicaciones también se le conoce como distocia.

Si la pelvis está restringida y no se puede mover bien, el pasaje se hace más pequeño y esto dificulta el parto natural. Esta complicación se puede evitar durante los meses de embarazo. Los quiroprácticos nos enfocamos en la espina dorsal y en la pelvis durante el embarazo precisamente para corregir y prevenir que esto pase.

La coordinación y control de tu cuerpo depende de qué tan bien tu sistema nervioso funcione. ¡Cuídalo siempre!

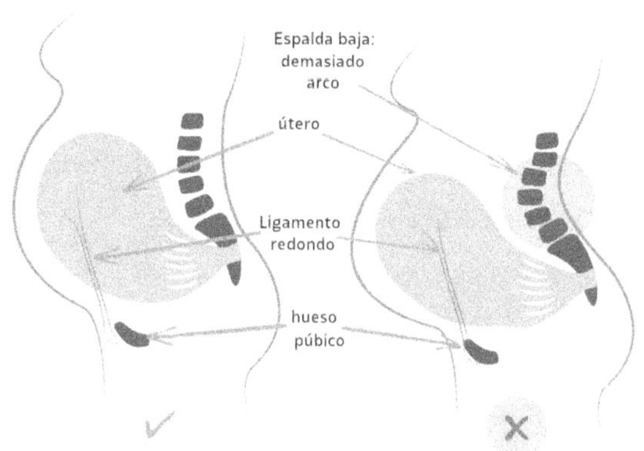

Problemas con la posición del bebé

Es común que, mientras el embarazo progresa, el bebé adopte la posición de estar sentado, o «de nalgas». Esta posición es peligrosa si se mantiene hasta el final del embarazo, ya que causa que el bebé descienda de tal forma que su cuello y cabeza puedan quedar atrapados en el canal vaginal. Esto puede causar asfixia del bebé, y otras complicaciones para la mamá. La posición ideal requiere que el bebé esté con la cabeza hacia abajo, también conocida como la posición cefálica, de modo que la cabeza sea lo primero que sale del cuerpo de la madre.

La posición occípitoanterior izquierda (*Left Occiput Anterior* en inglés, o LOA), es la posición en la que el bebé tiene que estar mirando hacia la columna de la mamá, posicionado en el lado izquierdo con la cabeza flexionada. El LOA es una de las mejores posiciones para ayudar a que el bebé tenga el diámetro más pequeño para adaptarse a la pelvis.

Es posible que una subluxación del sacro cree un desbalance pélvico, además de tensión en los músculos y ligamentos. Todo esto crea tensión en la posición del bebé, obligándolo a cambiar o acomodarse como mejor pueda. Los desvíos pélvicos no solo se deben a traumas o golpes fuertes en el área. Es posible desajustarse cuando se hacen movimientos repetitivos a menudo, o hasta estando sentada mucho tiempo sin movimiento ni estiramientos.

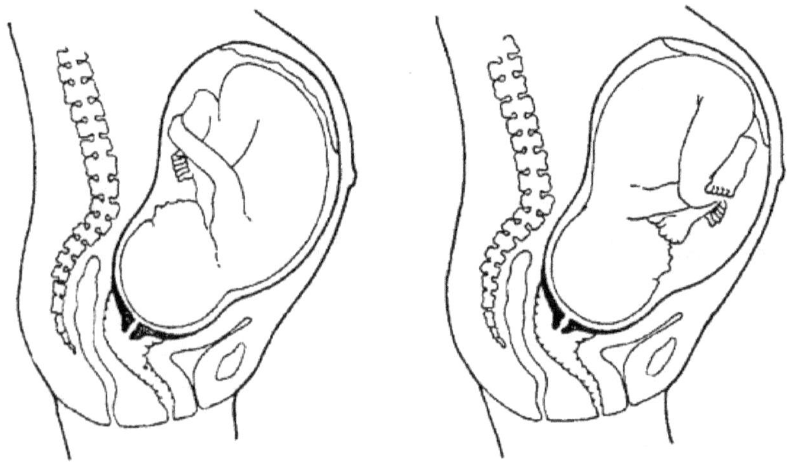

La atención quiropráctica adecuada fomenta que el bebé esté en una posición cómoda para él y para mamá durante los nueve meses de embarazo. A la larga, todo lo que se ajuste y se devuelva a su sitio será de bien a la hora de parir.

Como quiroprácticos, nuestra meta es reducir la interferencia nerviosa y optimizar el funcionamiento del cuerpo. Personalmente, he atendido pacientes embarazadas con estos problemas y mujeres que buscan evitar estas complicaciones. Una vez pasan por un ajuste, la estimulación provoca que el parto progrese correctamente.

La técnica Webster

La técnica Webster es una técnica quiropráctica suave y específica que permite una posición fetal óptima durante el embarazo. Fue creada por Larry Webster, el fundador de la Asociación Quiropráctica Pediátrica Internacional (ICPA por sus siglas en inglés). El propósito de esta técnica es asegurar la alineación adecuada de la columna vertebral y la pelvis, evitando la restricción intrauterina que puede causar mal posicionamiento fetal. Un estudio encontró que esta técnica tiene una tasa de éxito del 82% en la rotación de los bebés hacia una posición cefálica (Pistolese, 2002).

Al aplicarla durante el embarazo, la técnica Webster mejora la función pélvica y acomoda mejor las caderas en preparación para un parto eficiente y natural sin mucho dolor ni com-plicaciones. Esta técnica es una excelente herramienta a largo plazo para ayudar a evitar la necesidad de una cesárea.

Cuando me certifiqué y empecé a aplicar la técnica Webster, no había tanto auge de este tipo de manipulación en Puerto Rico. Los resultados de mi práctica eran positivos, y eso empezó a generar curiosidad. Esto creó un gran impacto en el nicho de la quiropráctica para embarazadas, y me alegra poder decir que, en ese sentido, emulé el impacto que mi abuelo tuvo en sus tiempos, cuando fue el pionero de la quiropráctica en la isla.

La diferencia entre la quiropráctica normal y la técnica Webster es que, aunque generalmente se hacen los mismos ajustes, los de la técnica Webster tienen el enfoque específico para tratar una embarazada y todo lo que eso implica.

La técnica Webster no cambia el fundamento de la quiropráctica, o dónde se aplica la fuerza para ajustar, sino que esta técnica atiende también el detalle de que una mujer embarazada es responsable por ella y por un bebé en su interior.

No es lo mismo estirar el músculo psoas (hablaremos de este músculo más adelante) en una persona con la pélvis intacta que estirarlo en una mujer con cinco meses de embarazo que carga el equivalente de una sandía en su vientre. Ambas personas tienen necesidades diferentes. Los quiroprácticos especializados en la técnica Webster atendemos los puntos de presión y tensión en la pélvis, las caderas, la espalda y todos los huesos y músculos adyacentes teniendo en consideración esa carga extra.

Los quiroprácticos que practicamos la técnica Webster también tenemos equipos específicos que se ajustan a la anatomía de la mujer embarazada en cualquier momento de los nueve meses. Aunque un quiropráctico pueda ejercer esta técnica exitosamente, si no tiene, por ejemplo, la mesa adecuada para acomodar la barriga de mamá, el ajuste no va a ser exitoso y mamá no estará lo suficientemente cómoda como para relajarse.

Gracias a todo mi conocimiento académico, mis años de experiencia como quiropráctica y mi experiencia personal como madre, puedo acompañarte en esta aventura y cargarme de cumplir mi misión exitosamente—asegurarme de que mamá y su bebé están sanos, cómodos y contentos.

La importancia del plan de ajuste quiropráctico y la actividad física

La atención quiropráctica puede aliviar muchos de los síntomas más comunes del embarazo, tales como el dolor de espalda, la fatiga y la acidez. También previene otras complicaciones más serias. Nuestra misión es encargarnos de que la mamá y su bebé estén cómodos y sanos durante estos meses y al momento de dar a luz.

Mantenerte al día con tus ajustes quiroprácticos previene la mayoría de las complicaciones causadas por falta de espacio en la pelvis a causa de subluxaciones o traumas. El tratamiento quiropráctico reduce el patrón de tus contracciones durante el parto activo, disminuye el trabajo de parto y, sobre todo, disminuye la incomodidad y el dolor, porque tu cuerpo está listo para tolerar el empujón de estirar tus tejidos para dar a luz.

De la misma forma en que visitar a un quiropráctico es bueno para el embarazo, también lo es hacer ejercicios prenatales y mover tu cuerpo. Los ejercicios prenatales son beneficiosos para el desarrollo de tu bebé. Ayudan a prevenir el dolor de espalda, reducen la presión en la columna vertebral y la tensión en la pelvis durante el parto.

Los ejercicios prenatales y el movimiento rutinario también te ayudarán a evitar la diabetes gestacional (Tobias et al., 2011). Este tipo de diabetes, como dice su nombre, usualmente empieza durante el embarazo. Al igual que con otros tipos de diabetes, la diabetes gestacional afecta la forma en que las células utilizan el azúcar (glucosa).

Además de mantenerte sana físicamente, el ejercicio te mantiene sana mentalmente. Aunque este es un tiempo excitante y nuevo, es común sentir muchas emociones encontradas. El ejercicio te provee un canal para dedicarte tiempo a ti misma, para fortalecerte y disfrutar del movimiento.

La quiroprática, en específico la técnica Webster, complementada con un régimen de actividad física adecuada, serán tu clave para el éxito. ¡Cuidemos de tu cuerpo para que él pueda cuidar de ti y tu bebé!

El equilibrio pélvico

Durante el embarazo se habla mucho sobre el equilibrio pélvico y su importancia. Podemos decir que un embarazo cómodo y un parto saludable depende grandemente de la condición de tu pelvis, y mantenerla sana puede tomar un poco de esfuerzo y consistencia. Equilibrar tu postura y estar pendiente de llevar una postura correcta puede ser «cansón», pero piensa que a la larga afectará la posición de tu bebé y la facilidad con la que podrá nacer.

La posición pélvica correcta también puede verse afectada por daños físicos que sufriste a través de los años. ¿Recuerdas alguna caída o accidente de carro que hayas tenido en el pasado? ¿Algún movimiento brusco que hiciste jugando algún deporte? Pueden haber pasado más de diez años, pero el cuerpo lo recuerda todo. Sin importar hace cuánto pasó, es posible que ese trauma pueda impactar tu embarazo y la salud de tu columna vertebral.

Los ligamentos conectados a tu pelvis se tensan cuando ese hueso está fuera de sitio. Estos ligamentos están conectados al útero, y un movimiento desigual puede rotar el útero. Esto haría que el bebé pase más trabajo acomodándose en la postura adecuada. De hecho, cualquier desnivel o desequilibrio en el cuerpo de mamá puede crear obstrucciones durante el parto natural. Si todo está equilibrado y balanceado, el bebé tiene más espacio para moverse hacia afuera cómoda y naturalmente.

Los desniveles pélvicos pueden corregirse también con la terapia quiropráctica durante el embarazo. Los quiroprácticos experimentados en la técnica Webster realizamos pequeñas modificaciones precisas para realinear la pelvis y restaurar la función de los nervios, músculos y ligamentos relacionados con el embarazo y el parto.

Lista de productos para usar durante el embarazo

Aquí te dejo una lista de varios productos que pueden ayudarte a través del transcurso de tu embarazo.

1. Almohada de embarazo.
2. Disco de balance fácil: Recomiendo que este lo dejes en el trabajo para siempre tener soporte lumbar y promover el movimiento pélvico. Permanecer sentada por muchas horas afecta la posición del bebé. Este disco permite y ayuda que la pelvis esté en constante movimiento.

3. Bola de yoga: Utilízala durante quince minutos al día. Cuando vayas a elegir tu bola ten en consideración el tamaño. Debe permitir que te sientes en ella con tus rodillas en un ángulo de 90º. Cuando la utilices, trata de no tener las rodillas más altas que las caderas, ya que puede mover el bebé a una posición no deseable. La puedes usar también el día del parto.
   a) Si mides de 4'8" a 5'10", usa la bola de 65 cm (25.5").
   b) Si mide 5'11" o más, usa la bola de 75 cm (30").
4. Vitaminas y suplementos prenatales.
5. Bolas de masaje: Se usa el modelo doble que ayuda a aliviar los dolores de la articulación sacroilíaca (conexión entre el hueso sacro y los huesos ilíacos de la pelvis) y el modelo individual para las manos y planta de los pies. Para su mejor funcionamiento, es importante que tengas el tamaño adecuado. Debes consultarlo con tu quiropráctico.

La posición del reposo constructivo y el músculo psoas

El psoas es un par de músculos situados entre las costillas y la pelvis. Envuelve la parte frontal de la pelvis como si fueran alas y baja hasta conectarse con la parte superior del fémur.

La posición del bebé y hasta el parto entero pueden verse afectados por el tono del psoas, ya que desempeña un papel fundamental en la estabilidad de la pelvis, la columna y la flexión de la cadera. El músculo psoas es un conjunto de músculos que se encuentran entre las costillas y la pelvis, originándose en las vértebras lumbares (T12-L5) y extendiéndose hasta insertarse en el trocánter menor del fémur. Estos músculos sostienen nuestros órganos abdominales en sitio, nos ayudan a caminar erguidos y permiten una correcta alineación de la columna.

El tono muscular es la energía potencial de un músculo. Incluso cuando están relajados, los músculos presentan una ligera contracción que limita su elasticidad y ofrece cierta resistencia al movimiento pasivo.

Según Liz Koch, experta en el músculo psoas con más de cuarenta años de experiencia trabajando y especializándose en este músculo central, no solamente hay que fortalecer el músculo individual, sino liberarlo y vitalizarlo. Según Liz, «tanto la mamá como el bebé se benefician enormemente cuando se reduce el estrés en cada etapa del embarazo y el parto liberando la tensión innecesaria del tejido del psoas.» (Koch, 2005).

Su larga investigación sobre el psoas la llevó a descubrir que «para el bebé que nace por vía vaginal, el psoas de la madre sirve de guía para atravesar en espiral el canal del parto.» Por eso, tanto la experiencia de la madre como la del bebé y el resultado del parto están influenciados por el estado del psoas de la madre. El psoas de la madre sirve de guía al bebé en su descenso por el canal del parto.

Es importante liberar la tensión retenida en el psoas para ayudar al «enganche» o posicionamiento de la cabeza del bebé en la pelvis durante el parto. Un psoas tenso puede restringir el movimiento de la pelvis, dificultando que el bebé adopte la posición cefálica (de cabeza), lo que puede prolongar o complicar el proceso de parto. Cuando hablamos de que el bebé se enganche, nos referimos a que está en posición cefálica y está listo para salir vaginalmente.

Para tratar el músculo psoas y que tu cuerpo pueda funcionar correctamente, Koch dice que se debe liberar el músculo a través del reposo constructivo. Para llevar a cabo este ejercicio debes acostarte en el piso. Si no estás embarazada, ponte boca arriba en confianza.

Una vez en esta posición las rodillas deben estar flexionadas, poniendo los talones a más o menos unos 30-40 cm (12"-16") de los glúteos. Tus pies deben estar paralelos y separados a la distancia de tus caderas. Imagínate que tus pies están puestos en la misma línea que tus caderas. Tus manos pueden estar a los lados o sobre tu barriga. Puedes estar en esta postura de diez a veinte minutos.

Si ya estás embarazada, la versión del ejercicio que deberías hacer es la siguiente. Antes de acostarte en el piso, acomoda almohadas desde la cintura hasta la cabeza para que tengas un descanso y una posición más o menos diagonal. También debes acomodar una silla frente a las almohadas.

Una vez te acuestes vas a posicionar las pantorrillas encima del asiento de la silla. Deben estar en un ángulo de 90 grados de forma horizontal, mientras que tus muslos están en posición vertical. Si empiezas a sentir molestia, ponte de lado sobre tu costado.

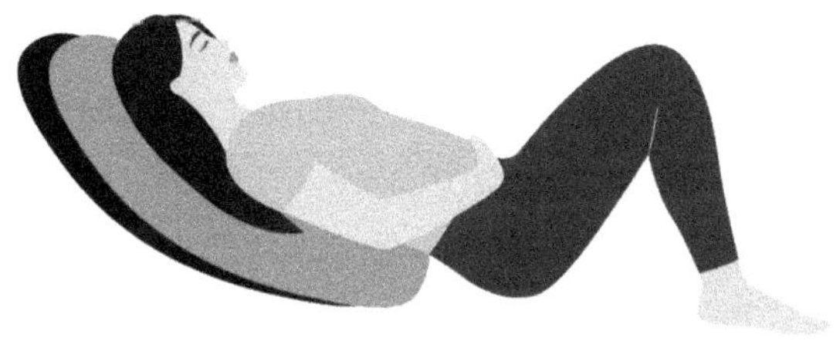

Cuando estés lista, baja las piernas y gira suavemente hacia tu costado para poder levantarte. Apóyate de la silla en el proceso de levantarte, para evitar que pierdas el balance.

Es importante que hagas esta versión del reposo si estás embarazada porque no se recomienda que estés acostada boca arriba por más de cinco minutos. Acostarte boca arriba por mucho tiempo podría comprometer la presión arterial de ambos, porque el bebé pone peso encima de la aorta y la vena cava. Además, dificulta las funciones de tus órganos y compromete la respiración.

La buena noticia es que hasta los exámenes prenatales duran cinco minutos. No corres peligro estando en esta posición por esa cantidad de tiempo específica.

La mala barriga - ¿Cómo me ayuda la quiropráctica?

Todas hemos oído hablar de los síntomas típicos del embarazo. Muchas madres reportan sentir hinchazón y sensibilidad en los senos, náuseas, vómitos, fatiga, ganas constantes de orinar, estreñimiento, calambres, y deseos alimenticios inusuales o *munchies* durante las primeras semanas del embarazo. Estos síntomas típicamente empiezan a sentirse durante el primer mes de embarazo y persisten hasta la semana 14 a la 16. De la misma forma, también hay mujeres que llevan su embarazo sin sentir síntomas por nueve meses (Náuseas Del Embarazo: MedlinePlus Enciclopedia Médica, n.d.).

Como mamá gestante, tu cuerpo tiene dos posibilidades: que los síntomas desaparezcan por completo durante el primer y segundo trimestre, o que los síntomas persistan hasta el final del embarazo.

Generalmente, la mayoría de las mujeres embarazadas lidian con las náuseas matutinas. La náusea interrumpe el funcionamiento normal del cuerpo y dificulta llevar a cabo actividades rutinarias. La «mala barriga» puede persistir durante todo el primer trimestre.

La quiropráctica es un excelente tratamiento para las náuseas y los vómitos mañaneros. Las náuseas se tratan realineando la columna. Con un pequeño ajuste de la columna vertebral, los quiroprácticos podemos mejorar el funcionamiento general del sistema nervioso. Además, con los ajustes quiroprácticos, una mujer puede lograr un equilibrio adecuado entre todas sus hormonas y eliminar la intensidad de las náuseas matutinas provocadas por los cambios hormonales.

Si crees que las náuseas están relacionadas con la acidez estomacal o el estreñimiento, hazle saber a tu quiropráctico, porque el tratamiento se determinará en función de la información que proporciones.

Otros pasos importantes que puedes tomar son comer galletas simples o tipo export soda antes de levantarte de la cama para asentar el estómago. Trata de no pasar muchas horas durante el día sin comer, y disminuye el consumo de café.

Aunque es normal que sientas estos síntomas por cualquier periodo de tiempo, tener náuseas y vómitos en cantidades debilitantes y excesivas es razón para hablar con el doctor.

La hiperémesis gravídica es la presencia persistente de las náuseas y los vómitos de forma que pueden causar debilidad, deshidratación, pérdida de peso y electrolitos. Esta condición requiere atención médica (Jennings & Mahdy, 2023).

Con el pasar del tiempo, determinarás cuál es tu ruta y verás que, aunque tengas los síntomas, encontrarás tu manera personal de manejarlos. Empoderarse del embarazo también significa empoderarse de los síntomas y manejarlos como mejor te funcione a ti.

NO VAS A COMER

por dos

No vas a comer por dos

La idea de que una mujer embarazada «come por dos» es un mito. Durante el embarazo, es importante que consumas una dieta saludable y equilibrada para satisfacer tus propias necesidades nutricionales y las del bebé en desarrollo, pero esto no significa que tengas que duplicar tu consumo de alimentos.

En realidad, durante el primer trimestre del embarazo, el requisito calórico durante el primer trimestre de embarazo no tiene cambios. Es durante el segundo y tercer trimestre que hay un aumento en la necesidad de calorías. La cantidad exacta de calorías adicionales que necesitas varía según tu peso inicial, tu nivel de actividad y otros factores individuales.

Comer en exceso durante el embarazo puede llevar a un aumento de peso excesivo, lo cual puede ser perjudicial tanto para ti como para tu bebé. Es importante centrarse en la calidad de los alimentos consumidos, asegurándose de obtener una variedad de nutrientes importantes como proteínas, ácido fólico, hierro, calcio y ácidos grasos omega-3, en lugar de simplemente aumentar la cantidad de alimentos.

¿Y por qué es importante tu nutrición? Porque a través de la placenta, tu bebé recibe las sustancias que necesita para crecer y desarrollarse bien:

1. Ácidos grasos para el desarrollo de su cerebro y membranas celulares
2. Proteínas para la creación de sus órganos

3. Carbohidratos que funcionan como la batería de energía
4. Hierro para la formación de los glóbulos rojos (que aumenta durante el embarazo)
5. Calcio para el desarrollo de sus huesos
6. Ácido fólico para la formación de su tubo neural, que da origen al cerebro y la médula espinal

Por lo tanto, en lugar de «comer por dos», mejor es que sigas las pautas dietéticas adecuadas y escuches las señales de tu cuerpo durante el embarazo. Siempre es importante hablar con un profesional de la salud, como un médico o un nutricionista, para obtener orientación personalizada sobre la alimentación durante el embarazo.

Aquí te doy unas reglas básicas a seguir durante todo tu proceso:

1. **Variedad y equilibrio:** Consume una variedad de alimentos de todos los grupos alimenticios para asegurarte de obtener todos los nutrientes necesarios para ti y tu bebé. Incluye frutas, vegetales, granos enteros, proteínas magras y productos lácteos bajos en grasa.
2. **Ácido fólico:** Asegúrate de obtener suficiente ácido fólico, que es crucial para prevenir defectos del tubo neural en el bebé. Los alimentos ricos en ácido fólico incluyen vegetales de hojas verdes, legumbres, frutos secos y cereales fortificados.
3. **Calcio:** El calcio es importante para la formación de los huesos y dientes del bebé. Consume alimentos ricos en calcio, como productos lácteos bajos en

grasa, vegetales de hojas verdes, almendras y pescado enlatado con huesos comestibles.

4. **Proteínas:** Las proteínas son esenciales para el crecimiento y desarrollo del bebé. Incluye fuentes de proteínas magras en tu dieta, como carne magra, pollo, pescado, huevos, legumbres y tofu.

5. **Evita alimentos crudos o poco cocidos:** Para reducir el riesgo de contraer enfermedades transmitidas por los alimentos, evita consumir carnes crudas o poco cocidas, pescado crudo, huevos crudos y productos lácteos sin pasteurizar.

6. **Evita ciertos mariscos y pescados:** Algunos mariscos y pescados pueden contener niveles altos de mercurio, lo que puede ser perjudicial para el desarrollo del bebé. Evita el consumo de tiburón, pez espada y atún rojo grande.

7. **Hidratación:** Bebe suficiente agua durante el día para mantenerte hidratada y prevenir el estreñimiento, calambres y dolores de cabeza. La deshidratación puede aumentar el riesgo de parto prematuro.

8. **Moderación en cafeína:** Limita la ingesta de cafeína durante el embarazo, ya que puede tener efectos negativos en el desarrollo del bebé.

9. **Mientras tu bebé crece** es importante que mantengas distancia de las sustancias tóxicas que pueden causarle daño, como cigarrillos, alcohol y sustancias controladas. A este grupo de sustancias se les conoce también como teratógenos, y pueden causar condiciones severas que afectan al bebé por el resto de su vida.

Recuerda siempre consultar con tu médico o un profesional de la salud especializado en nutrición prenatal para obtener recomendaciones específicas según tus necesidades individuales. (NHS. 2024.) (Nutrition During Pregnancy, n.d.).

¿SE PUEDEN EVITAR *problemas en el parto?*

¿Se pueden evitar problemas en el parto?

¡Sí! Muchas de las complicaciones que se ven a la hora de dar a luz pueden ser evitadas, pero solo si empiezas a condicionar tu cuerpo desde el principio. Para tener un parto relativamente fácil debes empezar a moverte desde que confirmes tu embarazo.

La quiropráctica, la buena alimentación y el movimiento físico consistentes son las claves para evitar las complicaciones más comunes. Por ejemplo, te recomiendo una visita semanal al quiropráctico porque recibir ajustes con frecuencia cuida y condiciona tu columna vertebral, tu pelvis y los nervios que pondrás en función el día del parto.

Una pelvis sana, flexible y alineada permite que el bebé nazca naturalmente con facilidad. Por otro lado, una pelvis que no se ha ajustado ni movido activamente en nueve meses es un hueso estático que reacciona negativamente bajo presión y se lastima por falta de entrenamiento. Tu cuerpo hará el trabajo de dilatar tus órganos y tu pelvis, pero la forma de ayudarlo a que su función sea óptima es entrenando tu cuerpo.

Tener una rutina de ejercicio consistente ayudará a tus músculos y huesos a prepararse para el gran día. Un músculo en movimiento es flexible y resistente a cargas grandes y cualquier cambio que se tenga que dar. Un músculo sedentario es menos flexible y tiene más riesgo de lastimarse con la presión. Si tu cuerpo lleva meses acostumbrándose al cambio y a crecer, se le hará mucho más fácil ejercer toda la fuerza y la energía que dar a luz necesita.

Cosas como minimizar el estrés que sientes a diario le pone menos esfuerzo a tu bebé y lo mantiene en un espacio de paz y crecimiento. Adaptar tu ropa mientras creces te ayudará a tener mejor rango de movimiento gracias a la comodidad, y si una está cómoda, hay menos posibilidades de hacer movimientos extraños y desalinearse.

Verificar qué medicamentos interfieren con tu embarazo te permitirá eventualmente lactar con seguridad, y asegurará que tu bebé no se perjudique a través de tu intercambio de nutrientes y oxígeno.

Todos los cambios positivos que haces desde que te enteras de que estás embarazada son cambios que a la larga te permitirán tener un parto y un bebé saludable.

Al menos 80% de los embarazos transcurren sin incidentes (National Library of Medicine, n.d.), pero traer al mundo una personita no es fácil, y hay imprevistos que pueden suceder. Aunque la realidad es que todos nuestros cuerpos son particularmente diferentes y reaccionan de formas diferentes a cada situación, tu como mamá haces todo lo posible todos los días para minimizar esa probabilidad.

Quiero que entres a este embarazo confiada en tu capacidad de hacer todo lo posible por mantener a tu bebé a salvo y tener un embarazo exitoso. Yo confío en ti ¡y tu bebé también! Estaré contigo en cada etapa de tu embarazo, y celebraremos la llegada del gran día juntas. ¡Tu puedes, mamá!

CADA SEMANA

de tu embarazo

Cada semana de tu embarazo

Este libro está diseñado para que puedas encontrar fácilmente todo lo que necesitas saber cada semana de tu embarazo. En cada una encontrarás palabras de aliento, información general sobre el peso y largo de tu bebé, qué pasa durante esa semana, tu plan de ajuste quiropráctico, consejos sobre alimentación e información sobre los cambios que tu cuerpo atravesará.

Esta guía te ayudará a visualizar los cambios que están transcurriendo en tu cuerpo durante el embarazo, cómo tu bebé va creciendo, y las mejores formas en las que puedes apoyar las funciones de este proceso natural.

Verás que hay varios procesos del desarrollo del bebé que se repetirán o continuarán por semana. Recuerda que son nueve meses de continuo crecimiento y desarrollo de un nuevo ser. Tu bebé va a crear, con tu ayuda, todo lo que necesitará por el resto de su vida. Es un periodo donde todo sucede en el momento que la naturaleza ha determinado y al ritmo necesario.

Sobre el ajuste quiropráctico, verás que muchas veces se repite la instrucción simple de recordar tu visita. Eso es porque, en determinados periodos del embarazo, los ajustes son repetitivos y no incluyen cambios significativos, pero todavía requieren ser constantes.

Comenzamos tu guía del embarazo en la semana #3, porque casi siempre es en esta semana o las siguientes que se descubre un embarazo. Las primeras dos semanas del embarazo ocurren entre el momento de la ovulación y el momento en que se supone llegue el próximo ciclo menstrual.

El óvulo fecundado baja por tu trompa de Falopio y se divide en más y más células. Tres o cuatro días después de la fertilización llega a tu útero, donde las células divididas forman una bola que flota en tu útero durante unos tres días más.

El embarazo comienza cuando la bola de células se adhiere al tejido que cubre tu útero (la pared de tu útero). Esto se llama implantación. Suele comenzar más o menos 6 días después de la fertilización y tarda de 3 a 4 días en completarse (Etapas De Gestación De Tu Bebé Durante El Embarazo, n.d.). Si contamos los días, han pasado más de once días luego de la fertilización. Por eso comenzamos esta guía en la semana #3.

Por último, en cada semana te estaré dando información sobre los cambios en el desarrollo del bebé. Para esto, además de mis conocimientos propios sobre el tema, consulté el sitio web de la Asociación Americana para el Embarazo (American Pregnancy Association, 2023).

SEMANA

#3

Afirmación de la semana

Estoy agradecida por este nuevo comienzo y confío en que mi cuerpo sabe cómo crecer y mantener a mi bebé.

¿Qué pasa en esta semana?

¡Bienvenida a la tercera semana! Esta es la semana que da apertura al embarazo. Repasemos en qué etapa está tu bebé. Aproximadamente tres días después de la fecundación se creó un embrión. Al llegar al sexto día el óvulo se convirtió en un grupo de células (blastocito). En el interior del blastocito es que empieza el desarrollo, mientras que en el exterior hay un grupo de células llamado trofoblasto, que evolucionan hasta convertirse en la placenta y el saco amniótico. La placenta le provee oxígeno y nutrientes al bebé a través del cordón umbilical una vez se unen a medida que el embrión sigue creciendo.

Parte de las células que forman la capa exterior erosionan la superficie de la membrana del útero para adherirse a él, y secretan hormonas. Éstas envían un mensaje al cuerpo para estimular al útero a que permita la implantación y se convierta en soporte del embarazo, en lugar de que desprenda su membrana como ocurre cuando no se está fecundada y viene la menstruación.

Tus niveles hormonales aumentarán con rapidez, y tu útero se estará preparando para el crecimiento de tu bebé. Es por eso que durante esta semana es posible que empieces a sentirte fatigada, con náuseas y mucha sensitividad en los senos. También es posible que tengas un pequeño sangrado provocado por la implantación en la pared del útero. Esto no debe preocuparte, es totalmente normal y notarás que es un sangrado diferente, de menos volumen y con un color casi marrón.

Durante este tiempo no solo debes estar pendiente a tu salud física y la de tu bebé, debes velar también por tu salud mental. Es normal que te sientas emocionada, asustada o que tengas algún conflicto sobre lo que está pasando. Siente esas emociones, no trates de evitarlas, y ten paciencia contigo misma. Tus hormonas también contribuyen a tu estado de ánimo, así que aunque sientas que todo recae en ti, debes estar consciente de que hay procesos corporales sobre los que no tienes control. Donde sí tienes control es en cómo los asimilas y cómo los trabajas.

Trata de llevar a cabo actividades de autocuidado, como tener un día entero para ti, comer comidas que te encanten, pasar tiempo con tu pareja o lo que quieras hacer que te traiga confort y felicidad. Podrías hasta llevar un diario sobre los días del embarazo, y escribir todo lo que piensas y sientes. Toma tiempo para meditar y estar en silencio contigo misma.

Es de suma importancia que reconozcas también cuando necesitas ayuda y cuando necesitas hablar con un profesional sobre tus emociones. No te sientas culpable por necesitar asistencia. Es valiente reconocerlo, y existen muchos profesionales que te pueden ayudar a sobrellevar cómo te sientes.

Una de las cosas que debes tener clara al empezar tu embarazo es tu tipo de sangre. Si eres Rh negativo, es importante que lo discutas con tu doctor. Cuando tú tienes sangre tipo Rh negativo, tu sistema inmunológico trata a las células fetales Rh positivo como si fueran una sustancia extraña. Tu cuerpo, que produce anticuerpos contra las células sanguíneas fetales puede pasar esos anticuerpos al bebé a través de la placenta y destruir glóbulos rojos. Suena intenso, pero no te preocupes. Una vez se lo digas a tu médico, es posible que te recomiende unas inmunoglobulinas especiales, llamadas RhoGAM, para prevenir la incompatibilidad Rh en madres que son Rh negativas.

La inyección se administra usualmente durante la semana #28, tras una amniocentesis, 72 horas después del parto o tras una esterilización posparto. A pesar de todo esto, la sensibilización al Rh es rara, y es prevenible.

Plan de ajuste quiropráctico

Recibir atención quiropráctica durante las primeras semanas del embarazo te ayudará a fortalecer el sistema nervioso. Mientras el embarazo progresa, la pelvis se va inclinando hacia adelante, y tu cuerpo aumenta la producción de la hormona llamada relaxina.

Esta hormona se produce en la placenta, y causa que los ligamentos y las articulaciones estén más flexibles. El cuerpo empieza a secretar esta hormona desde el principio del embarazo, condicionando el cuerpo desde el principio para el gran momento. Estos niveles de relaxina se quedan altos mayormente durante el primer trimestre y durante el parto (Kelly et al., 2001).

Como los niveles de relaxina permanecen altos, es más fácil que tu cuerpo se desajuste frecuentemente, en especial en la articulación sacroilíaca, que es el área en la base de la columna vertebral donde la parte inferior de la columna se une con la pelvis. ¿Recuerdas cuando te mencioné que los traumas a la pelvis no necesariamente tienen que ser golpes fuertes? Me refería a esto.

Cualquier movimiento mal hecho puede terminar siendo perjudicial. Es por eso que te recomiendo que veas a un quiropráctico certificado en la técnica Webster para que te acompañe en esta aventura. A medida que progresan las semanas, tu quiropráctico y tu doctor te guiarán para que cuando llegues al día del parto tengas una experiencia menos dolorosa y más positiva.

A partir de esta semana, recomiendo que las visitas y los ajustes sean semanales. Además de visitar el quiropráctico, puedes empezar a incorporar el movimiento físico a tu rutina poco a poco. Dos de los mejores ejercicios de bajo impacto que puedes practicar durante la mayoría del embarazo son caminar y nadar.

Puedes empezar caminando por lapsos de tiempo cortos, ya que hasta caminar un poco al día te ayuda a mantener el equilibrio en las articulaciones pelvicas mientras el bebé va creciendo.

Nadar varias veces a la semana durante el embarazo también se considera un excelente ejercicio. El movimiento acuático moviliza el cuerpo entero y le quita presión a todas las articulaciones mientras crea resistencia en el movimiento. El efecto de flotabilidad ayuda a aliviar el dolor de espalda y darle un respiro al cuerpo de cargar todo su peso. Nadar también alivia la hinchazón, y fortalece los músculos centrales del cuerpo. (Silveira et al., 2010.)

Mientras más te muevas y más trates de preservar tu equilibrio, más espacio tendrá el bebé para desarrollarse, moverse y eventualmente salir cómodamente.

Ejercitarte no solo ayuda a tu bebé. Cuando se lleva a cabo correctamente, el movimiento físico tiene un sinfín de beneficios para el cuerpo y la mente. Mientras te mueves estás atendiendo tu salud cardiovascular y aliviando el estrés que puedas estar sintiendo ante los cambios y toda la novedad de tu embarazo. Cuanto te sientas lista también puedes integrar otros ejercicios de bajo impacto como la yoga.

Alimentación

Esta semana empezamos a ver los nutrientes y las comidas que tu cuerpo y tu bebé necesitan para pasar los próximos meses creciendo y fortaleciéndose. El hierro y ácido fólico van a ser elementos claves para que el bebé se pueda desarrollar saludablemente. Estos nutrientes ayudan a tu cuerpo a producir la sangre adicional necesaria durante el embarazo.

Aunque es relativamente temprano en el proceso, siempre le recomiendo a las mamás gestantes que se concentren en descansar lo suficiente y tomar mucha agua. La hidratación es un tema que vamos a ver semana por semana, porque es uno de los aspectos más importantes del embarazo. La deshidratación puede provocar una serie de complicaciones durante el embarazo, incluyendo defectos del tubo neural, líquido amniótico bajo, la producción inadecuada de la leche materna, y incluso un parto prematuro (American Pregnancy Association, 2021b). Así que, ¡a tomar agua!

SEMANA #4

Afirmación de la semana

Estoy agradecida por los cambios que está atravesando mi cuerpo. Sé que todos son por el bien de mi bebé.

¿Qué pasa en esta semana?

¡Hola desde la cuarta semana!

Esta semana es especial. Finalmente notarás que la menstruación no regresa y que te sientes un poco diferente. Si no ocurrió en la semana #3, en esta semana se lleva a cabo el proceso de implantación en la capa uterina interna también conocida como endometrio. Este es el proceso que permite que tu futuro bebé, que hasta ahora todavía es un conjunto de células, pueda anclarse a tu útero y madurar. Este proceso también da lugar al desarrollo formal de la placenta a partir del trofoectodermo. Aquí también crece el cordón umbilical.

Es posible que ya durante esta semana empieces a notar cambios en tu cuerpo y su funcionamiento. Algunos de estos cambios se deben a que el cuerpo aumenta la producción de sangre para mantener al bebé con la cantidad de oxígeno y nutrientes necesarios para su desarrollo.

Gracias al aumento de sangre en tu cuerpo notarás que tu corazón empieza a latir con más fuerza y más rápido para mantener el ritmo del flujo sanguíneo. El pulso puede llegar hasta a los 150 latidos por minuto, en comparación con el pulso normal que va de 60 a 100 latidos por minuto. Tu cuerpo se va adaptando a la cantidad de sangre que ahora contiene, y el propósito de la misma – la creación de una vida nueva en tu vientre. El aumento en las pulsaciones es mayor durante las primeras 12 semanas del embarazo, cuando la circulación está sometida a mayor tensión. Al final del embarazo, el volumen de sangre habrá aumentado entre un 30% y 50%.

En cuanto a otros cambios físicos, es posible que durante este tiempo tus senos empiecen a cambiar en volumen y que se empiecen a sentir pesados. Es también común que sientas un hormigueo en ellos, ¡no te asustes! Es un síntoma que muchas madres reportan y es totalmente normal.

Tu útero está cambiando, creciendo y preparándose para darle un hogar temporero a tu bebé. El cuello del útero se ablanda y cambia de color. Mientras el embarazo continúa, tu útero se continuará moldeando, y pasará por varios cambios. Tu ginecólogo podrá comprobar estos cambios durante tu visita, y podrá ofrecerte un cuadro general de tu salud y qué puedes esperar durante el resto del embarazo.

Todos estos cambios repercuten en tus niveles de energía y en tu humor, por eso es importante que puedas descansar lo suficiente a diario y que tomes momentos para relajarte. Puedes llegar hasta a notar que tu relación con tu pareja está cambiando, o que te sientas de mal humor en general con tu ser querido. Tus emociones son válidas y tu cuerpo está pasando por muchas cosas nuevas, pero ¡lo más importante es la buena comunicación! Expresa cómo te sientes de forma saludable para que aquellos a tu alrededor sepan cómo mejor apoyarte.

Aunque estés creando a este bebé en tu cuerpo, la carga no repercute toda en ti. Acepta toda la ayuda y el apoyo que tu pareja y familia te ofrezca, ¡y sean un equipo!

Al salir de tu primera cita con el ginecólogo o con tu médico, recuerda programar una cita de seguimiento. ¡Estás rodeada de gente que te quiere ayudar!

Plan de ajuste quiropráctico

Antes del ajuste, déjale saber a tu quiropráctico si tienes algún síntoma, ya sea dolor de espalda, de cabeza o fatiga. El quiropráctico puede modificar el ajuste para ayudarte a combatir esos síntomas y aliviar la función del sistema nervioso, que es una parte importantísima del desarrollo de tu bebé. Tu médico y tu quiropráctico también pueden hablarte también sobre cualquier actividad física que puedas llevar a cabo durante el embarazo de manera segura.

Además de buscar atención quiropráctica, puedes hacer varias cosas para aliviar el dolor de espalda y apoyar el desarrollo de tu bebé.

1. Practica buena postura
2. Evita levantar cosas pesadas y las actividades extenuantes
3. Continúa descansando lo más posible

4. Sigue una dieta nutritiva y que complemente tus necesidades
5. Bebe mucha agua
6. Utiliza vitaminas y suplementos prenatales para apoyar tu dieta

Alimentación

El enfoque alimenticio esta semana está en aumentar el consumo de líquidos. Ahora que tu cuerpo está produciendo más sangre, tú y tu bebé necesitan mantener la ingesta de agua y líquidos a un nivel paralelo. La hidratación es crucial para combatir la fatiga y el posible estreñimiento por el que puedas estar pasando. Puedes también tomar jugos verdes y batidas con leche descremada, leche de coco o de almendra sin endulzar, y con frutas enteras.

SEMANA #5

Afirmación de la semana

Estoy creando vínculos con mi bebé que me permiten la oportunidad de nutrirlo y cuidarlo. Estoy agradecida.

¿Qué pasa en esta semana?

¡Saludos desde el segundo mes de tu embarazo! Entre esta semana y la octava semana tu futuro bebé culminará el periodo como embrión y se convertirá en un feto.

Entre los procesos más notables durante esta semana está la gastrulación. Este proceso embrionario desarrolla las tres capas (ectodermo, mesodermo y endodermo) donde los órganos se desarrollarán. Este proceso empieza seguido de la implantación embrionaria inicial. Gracias a esta división celular que crea estas tres capas, la organogénesis (desarrollo de todos los órganos y tejidos humanos) puede empezar. (Moore at al., 2009.)

¿Qué es el ectodermo, el mesodermo y el endodermo?

A partir de estas tres capas, tu futuro bebé madura físicamente.

Las células del ectodermo hacen posible el sistema nervioso central y el cerebro, la piel, el pelo, ojos, nariz y el futuro esmalte de sus dientes.

Las células del mesodermo se encargan del esqueleto, el sistema sanguíneo y linfático, los ovarios o testículos y la masa muscular. De aquí sale el corazón de tu bebé. El sistema circulatorio será el primer sistema funcional del bebé y poco a poco empezará a circular sangre por su cuerpo.

Las células del endodermo son responsables del sistema gastrointestinal, los riñones, pulmones, páncreas, hígado y tiroides.

En la quinta semana de embarazo tu bebé mide todavía menos de una pulgada, y aunque todavía parece más un renacuajo que un bebé, poco a poco madurará y crecerá. Al final de la semana, el bebé y la placenta tienen las primeras células y arterias sanguíneas desarrolladas.

Es probable que alrededor de esta semana te empieces a sentir «embarazada», así que prepárate para esta nueva fase de tu aventura.

Durante esta semana notarás que te sientes extremadamente cansada, que necesitas ir al baño con frecuencia y puede que sientas náuseas mañaneras (o durante todo el día). ¡Todo esto es normal! Y lo vamos a manejar juntas a través de la quiropráctica, la alimentación y una actitud positiva.

Plan de ajuste quiropráctico

Poco a poco los síntomas y los dolores empezarán a pronunciarse más, así que tener buena comunicación con tu quiropráctico y tu médico te ayudará a estar en control de tu cuerpo.

Por tu cuenta, en tu casa, puedes empezar a incluir estiramientos de las pantorrillas a tu rutina de movimiento y ejercicio. Cuando alargas los músculos isquiotibiales (un grupo de tres músculos que se extienden a lo largo de la parte posterior del muslo desde la cadera hasta la zona justo debajo de la rodilla) estirando las pantorrillas, los músculos sacro y los glúteos tendrán más movilidad. Todo esto ayuda a que tu pelvis se acomode correctamente y se vaya expandiendo para el descenso del bebé durante el parto.

Para estirar las pantorrillas una a una vas a necesitar un tubo suave de piscina o una toalla enrollada como un tubo en el piso. Vas a pisar el tubo de forma que tu talón está firme en el piso y la bola del pie está sobre el cilindro que estás pisando. Debes estar parada con las rodillas solo un poco flexionadas, no completamente derechas. Vas a estirar y doblar suavemente la rodilla. Trata de hacer de cinco a diez repeticiones con cada lado.

Mientras buscas sentir comodidad, usa calzados cómodos que te hagan sentir hermosa y confiada de cada paso que das. Esta es la semana en la que debes guardar los tacones altos y decirles «hasta luego», porque los volverás a ver luego del parto.

Todas las semanas del embarazo son importantes, pero las primeras semanas donde todas las partes de tu bebé todavía se están construyendo y desarrollando resultan ser las más emocionantes, intensas y delicadas del proceso. Es un momento importante para ti y tu bebé, y debes cuidarte lo más posible.

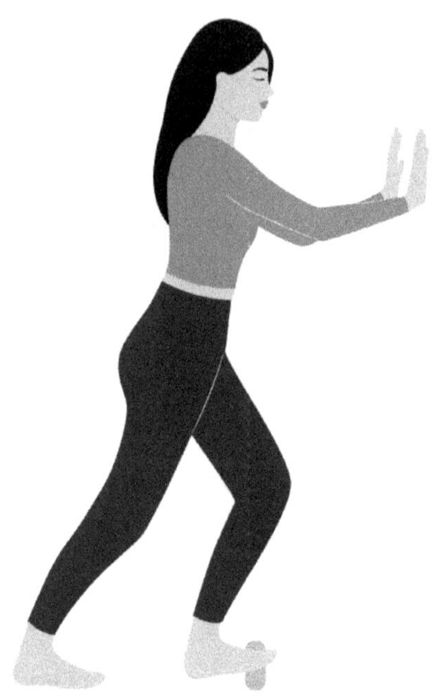

Alimentación

¿Ya te han dado antojos? Es probable que tengas ganas de comer cosas que son poco usuales en tu dieta, o comer cosas de tu agrado en grandes cantidades. También es posible durante esta semana que sientas antojos de objetos no comestibles, como hielo o papel. Es importante estar pendiente a los antojos que tienes, porque muchas veces puede ser síntomas de alguna deficiencia nutricional que puedas tener. De igual forma, hay casos en donde en vez de antojos surgen rechazos o aversión a comidas que antes te gustaban. A esos también hay que hacerles caso.

Los deseos de comer objetos no comestibles se denominan como una condición llamada pica, y puede surgir como parte de alguna deficiencia nutricional de ciertos minerales, usualmente hierro. Esto es algo que no todas las embarazadas experimentan. Debes comunicarle a tu médico sobre estos deseos lo antes posible, para así poder apoyarte y ayudar a tu cuerpo a obtener lo que necesite.

Para combatir los deseos de comer cosas extrañas, añádele a tu dieta comidas ricas en minerales y vitaminas como batata, remolacha y yuca. Puedes añadirle algún suplemento vitamínico a los suplementos prenatales con la ayuda de tu médico, para asegurarte de que no haya interferencias.

Los suplementos prenatales también ayudan a evitar defectos en el desarrollo del cerebro, el desarrollo cardiaco, y deformidades en el paladar y extremidades.

SEMANA #6

Afirmación de la semana

Estoy rodeada de amor y apoyo durante el transcurso de mi embarazo.

¿Qué pasa en esta semana?

¡Que viva la sexta semana de embarazo! Esta usualmente es la semana que marca un antes y un después en el proceso. Es aquí cuando empiezas a sentir los cambios físicos con fuerza, y empiezas a ver el progreso de cómo una vida crece dentro de ti.

Durante la sexta semana de embarazo el cerebro y la médula espinal de tu bebé ya están empezando a formarse. Los primeros latidos del corazón de tu bebé se pueden detectar con más facilidad durante esta semana. Aunque no los puedas oír, los puedes ver mediante una ecografía. Su corazón puede llegar a 150 latidos por minuto, y aunque parezca un ritmo muy acelerado, es completamente normal. Tu bebé aumentará tres veces su tamaño con el pasar de las semanas.

En esta semana también se están empezando a desarrollar los ojos y los oídos junto a los principios del sistema digestivo y respiratorio. El tubo neural, la parte que permite el crecimiento del cerebro y la médula espinal, se empezará a cerrar. En general, tu bebé está formando cuarenta bloques de tejido que se convertirán en músculos, costillas y tejido conjuntivo que terminará en la creación de la espalda y el costado. Durante esta semana, tu bebé también empieza a desarrollar las áreas donde irán sus extremidades. Los brazos van madurando más rápido que las piernas.

Es normal que sientas fatiga, náuseas y sensibilidad en los senos. Muchos de estos síntomas persistirán durante el embarazo, y se consideran normales a menos de que sientas que llegan a un nivel de dolor e incomodidad excruciante.

Esta semana es un buen momento para hacer cita con tu doula o partera, si la vas a tener, y con tu ginecólogo para hablar sobre las opciones de parto que tendrás disponibles dependiendo de tu embarazo. Investiga también por tu cuenta, y haz todas las preguntas que quieras. ¡Nunca te quedes con dudas sobre tu cuerpo, tu embarazo o tu bebé!

Plan de ajuste quiropráctico

Es beneficiosos que continúes con los ajustes semanales. El ajuste puede ayudarte con las náuseas, el dolor de espalda, y mejora el equilibrio y la alineación constantemente. Mantener tu sistema nervioso trabajando correctamente es un proceso que requiere esfuerzo y atención constante, y más cuando cargas un bebé. Recuerda que los resultados de estos ajustes y tus rutinas de movimiento se verán también al momento del parto. Además, ¡te sentirás fantástica después de un buen ajuste!

Aunque a veces te duela moverte, el hacer ejercicio a la larga reduce el dolor que sientes durante el embarazo. El movimiento rutinario condiciona tu cuerpo a normalizar el cambio y el crecimiento. Si te quedas quieta, tu cuerpo se sentirá más resentido a la hora de tener que hacer cualquier esfuerzo. Trata de evitar el estrés. Dedica un tiempo diario a relajarte: es importante para tu salud y la del bebé.

Si ves flujo vaginal de color trasparente o blanco como leche sin mal olor en tu ropa interior, ¡no te preocupes!. La leucorrea o aumento del flujo vaginal es frecuente durante el embarazo. La causa del flujo es el aumento del flujo sanguíneo en la zona vaginal y de la cantidad de estrógenos en el cuerpo. El flujo está formado por secreciones vaginales y cervicales normales. Para absorber el flujo, puedes optar por usar toallas sanitarias, preferiblemente de fibra natural.

Alimentación

Si estás sufriendo de estreñimiento, añade más fibra a tu dieta, al igual que el suficiente líquido (preferiblemente agua). Escoge un alimento o un suplemento rico en fibra. Recuerda que comer demasiada fibra también puede resultar en más estreñimiento. El balance aquí es clave, y si tienes dudas, es una buena pregunta para tu nutricionista. Algunas comidas ricas en fibra son los cereales integrales como la quinoa, granos como las habichuelas y lenteja, frutas y vegetales color verde como la espinaca y la col rizada.

Te recuerdo que tomar suplementos vitamínicos prenatales es una forma excelente de mantener los niveles de vitaminas y minerales en su lugar. Recomiendo que tomes 50mg de vitaminas del grupo B diariamente. También recomiendo que consultes con tu médico o nutricionista sobre qué vitaminas prenatales podrían apoyar mejor tus necesidades nutricionales.

Continúa bebiendo mucha agua y manteniéndote hidratada. Esto ayudará a tu cuerpo a eliminar toxinas y a nutrir a tu bebé en crecimiento.

¡Ya no puedo con las náuseas!

Para evitar los síntomas de las náuseas y que puedas continuar alimentándote sin problema, debes seguir ciertos consejos. Descansar la cantidad adecuada siempre es parte de la solución. A veces cuando el cuerpo reacciona de forma incómoda, también es una forma de decirte que está cansado. Trata también de evitar alimentos y olores desencadenantes que puedan ser fuertes o que tú sepas que te dan náuseas o asco.

Cuando tengas náuseas, come algo simple como galletas saladas sencillas o tostadas secas. Además, trata de no solo hacer tres comidas al día. Es recomendable que comas varias pequeñas porciones a través del día. Hacer comidas pequeñas y frecuentes suele ayudar a saciar el hambre y a no sentirte demasiado llena. Idealmente tienes una comida seguida de una merienda, y comes cada dos a tres horas.

Come alimentos bajos en grasa y ricos en carbohidratos como el pan, arroz y la pasta. Siempre que el cuerpo lo permita, es bueno incluir alguna porción de proteína y grasas saludables (como aguacate, nueces, etc), para mantener los niveles de azúcar en sangre estables. Si sientes náuseas, el jengibre también es un buen remedio natural, ya sea en té, alguna comida o hasta crudo, en cantidades pequeñas.

(Organization of Teratology Information Specialists (OTIS), 2023.)

Si estás tomando hierro, esto puede ser un desencadenante de las náuseas. Habla con tu médico para ajustar la dosis o buscar alternativas. Si deseas aumentar la absorción del hierro, puedes mezclar la dosis que te recomienden con alguna bebida alta en vitamina C como el jugo de china. (Stephanie Marino, Michigan State University Extension, Colleen Kokx, Dietetic Intern, 2015)

SEMANA #7

Afirmación de la semana

Confío en que mi cuerpo llevará a cabo las funciones para las que fue diseñado y confío en mi capacidad para tener un embarazo saludable.

¿Qué pasa en esta semana?

¡En la séptima semana se celebra! Celebramos el milagro que crece en ti, tu salud y la de tu bebé. Los cambios por los que estás pasando son naturales y son tu cuerpo cuidando de tu bebé.

Ya en la séptima semana de embarazo, tu bebé mide una pulgada. Si estás empezando a sentir incomodidad abdominal, recuerda que tu útero también cambia junto con el bebé.

Esta semana es una de muchos cambios y desarrollos rápidos. Mientras el sistema nervioso y el cerebro de tu bebé continúan desarrollándose, ya se empiezan a formar los vestigios de las extremidades del bebé, tanto así que los brazos se verán un poco más largos. El contorno exterior de su oído es visible, cómo las órbitas de los ojos y sus fosas nasales que se empiezan a desarrollar. Sus pezones y codos son más visibles a través de un sonograma.

En cuanto a los órganos principales, se están desarrollando a gran velocidad. Ya para esta semana, el cerebro del bebé tiene dos hemisferios y la neurogénesis da comienzo para extenderse a través del embarazo. Su corazón tiene ahora dos cámaras y lo ayuda a latir a un ritmo más regular. También su hígado, páncreas y bronquios se forman y empiezan a funcionar lentamente. El tracto digestivo embrionario se va uniendo más al cordón umbilical, por donde eventualmente el bebé va a recibir oxígeno y nutrientes. Mientras no está conectado al cordón umbilical, tu bebé se alimenta de la capa interna de tu útero, que es rica en nutrientes.

Puede que notes que orinas con más frecuencia. ¡No te preocupes! Es totalmente normal, ya que tus órganos se están acomodando para darle espacio al bebé, y desgraciadamente la vejiga siempre pierde espacio. Solo debes preocuparte si sientes dolor o ardor al orinar. De ser así, consulta a tu médico.

Plan de ajuste quiropráctico

Si ya estás dudando sobre tu habilidad de controlar los deseos de orinar, ¡la quiropráctica viene al rescate! Los ajustes ayudarán a alinear los huesos y músculos que necesitas activar para evitar la incontinencia. Por otro lado, los ejercicios «*kegel*» son excelentes para reforzar tu habilidad natural de contener el orín dentro del cuerpo hasta que decidas expulsarlo. Es un ejercicio que puedes hacer donde sea y cuando sea: concentras y contraes los músculos de la zona pélvica durante cinco segundos y luego los relajas. Debes repetir la serie hasta al menos diez veces al día. Si tienes dudas sobre cómo identificar los músculos, imagina que intentas aguantar el deseo de orinar durante este tiempo y luego lo sueltas.

La atención quiropráctica puede ayudar a mejorar la calidad del sueño y reducir los niveles de estrés que puedas estar sintiendo. Es importante que continúes visitando a tu quiropráctico y haciendo los ejercicios recomendados. No esperes a sentir dolor para consultar a un quiropráctico. El punto de visitar y recibir ajustes es evitar y prevenir otros dolores y problemas que puedan aparecer luego.

Caminar, nadar y hacer estiramientos suaves es recomendable, siempre que no te excedas. Escucha tu cuerpo y toma descansos cuando los necesites. Un buen ejercicio son las molinetas (o molinos) diarias. Estas te pueden ayudar a liberar el sacro y el piriforme, que es el músculo que se encuentra sobre el nervio ciático.

El nervio ciático se compone de cinco nervios espinales (L4, L5, S1, S2 y S3). Estos se unen para formar el famoso nervio ciático, el más largo y grueso en el cuerpo humano. Cuando la cadera tiene un desbalance, puede comprometer o afectar ese nervio, causando dolor desde la espalda baja y glúteos hasta los dedos del pie.

Para realizar una molineta, colócate de pie con los pies separados y las puntas de los pies apuntando hacia delante. Inclínate ligeramente hacia delante desde las caderas manteniendo la columna larga. Ahora vas a moverte como si estuvieras nadando, dando brazadas largas. Inhala mientras levantas la mano derecha hacia un lado y por encima de la cabeza siguiendo la mano con la cabeza (no muevas la mano mas allá de lo que la cabeza no puede rotar). Exhala llevando la mano de regreso a la posición original (brazo suelto al lado del cuerpo). Recomendación de repeticiones: Comienza con cinco a seis de cada lado y trabaja hasta llegar a las diez de cada lado.

Alimentación

Sigue una alimentación saludable que incluya mucha fruta, vegetales y cereales integrales. Esto te ayudará a mantenerte con energía. No olvides tomar tus vitaminas prenatales. Son esenciales para garantizar que tanto tú como tu bebé están recibiendo los nutrientes necesarios.

Es sumamente importante que continúes consumiendo hierro de forma que sea saludable para tu cuerpo y con la recomendación de tu médico. El hierro en los alimentos de origen animal es más biodisponible y se absorbe más fácilmente que el hierro en alimentos de origen vegetal. Una de las mejores fuentes de hierro es el hígado, seguido por las carnes rojas (que no se debe consumir en exceso), sardinas y partes oscuras del pollo. Otros alimentos ricos en hierro son los cereales fortificados, ostras, lentejas, habichuelas, vegetales de hojas verdes, huevos y nueces. Algunos ejemplos de vegetales de hoja verde son la col rizada, bok choy, brécol, espinaca, arúgula y lechuga romana.

Recuerda continuar comiendo comidas pequeñas y frecuentes si tienes el estómago sensitivo con náuseas, indigestión o vómitos. Limita los alimentos que puedan irritar tu sistema digestivo. ¡Empodérate de tu nutrición y tu embarazo!

SEMANA #8

Afirmación de la semana

Agradezco las primeras etapas de mi embarazo y la oportunidad de nutrir y cuidar a mi bebé en crecimiento.

¿Qué pasa en esta semana?

¡Bienvenida a la octava semana de tu embarazo! Es posible que sientas miedo o nerviosismo de que algo pueda salir mal, pero estoy aquí para decirte que todo va bien, y que no hay nada malo en tener dudas y querer clarificación sobre ciertas sensaciones.

Esta, la octava semana, es la semana donde tu bebé oficialmente se considera un feto. ¿Sabías que la palabra «feto» viene del latín y significa «pequeño»? Ahora mismo mide un poco más de una pulgada de largo.

Durante esta semana los rasgos faciales, principalmente la punta de su nariz, el labio superior, sus orejas y sus párpados continúan afinándose. En su boca crece lo que será su lengua y se van posicionando el principio de sus dientes temporeros. Su corazón ya tiene cuatro cámaras y bombea al menos 180 latidos por minuto. Sus extremidades siguen formándose junto con la piel del bebé, que en este momento es translúcida. Sus articulaciones se irán definiendo gradualmente, al igual que los dedos de las manos y los pies.

Como tu bebé todavía es pequeñito y no tiene mucho espacio en su interior, los intestinos se empiezan a desarrollar fuera del abdomen, en un saco adyacente al cordón umbilical. Esta semana también da paso a que el tubérculo genital del bebé se forme internamente. Esta estructura eventualmente dará paso a los genitales. Aunque esta parte se está formando internamente, todavía es muy pronto para determinar el género del bebé.

Tu cuerpo continúa preparándose y produciendo más sangre de lo normal. Es así que empieza a prepararse para la lactancia, por lo que es posible que sigas orinando más de lo normal y veas un oscurecimiento en la aureola, el área oscura que rodea el pezón. Tus senos empezarán a crecer más y más, y veras nuevas protuberancias pequeñas llamadas glándulas en tus pezones. Estas liberan una lubricación que protege tus pezones durante todos estos cambios. Estas secreciones son una buena señal. ¡Tu embarazo continúa exitosamente!

Plan de ajuste quiropráctico

Además de continuar aliviando los dolores y las náuseas, un ajuste semanal puede ayudarte a controlar otros síntomas comunes del embarazo como la fatiga o el ardor en el estómago. Tu quiropráctico es un buen acompañante durante la evolución de esta etapa tan emocionante de tu vida.

Como quiropráctica, insisto que los ejercicios prenatales tienen muchos beneficios. Son seguros y beneficiosos para el desarrollo de tu bebé. Principalmente ayudan a prevenir el dolor de espalda durante el embarazo y a reducir la tensión en la zona pélvica durante el parto. El resultado es menos presión sobre la columna vertebral, que además de ser incómoda, podría provocar futuros problemas de dolor de espalda o trastornos relacionados con el embarazo. Una rutina de ajustes y ejercicios puede hasta evitar un parto prematuro a la larga, que puede ser provocado debido a la compresión de la médula espinal. Cuando liberamos el tejido, cambiamos la pelvis y reducimos el trauma durante el parto.

Considera continuar haciendo actividades de bajo impacto como caminar, nadar o practicar yoga. Estas actividades te ayudarán a mantenerte activa y sana sin sobrecargar demasiado tu sistema. Es importante que siempre escuches a tu cuerpo y que hagas solamente los ejercicios que te resulten cómodos y seguros.

Evita los ejercicios de alto impacto como correr demasiado, saltar y hacer aeróbicos fuertes, ya que pueden descontrolar las funciones de tus órganos que ya están bajo mucha carga. Trata de no levantar objetos pesados o hacer ejercicios que impliquen una gran resistencia. Estos pueden sobrecargar demasiado las articulaciones, la espalda, los músculos abdominales y aumentar el riesgo de lesiones dolorosas y atrofias. En especial, evita los ejercicios abdominales como aquellos ejercicios que implican torsión o flexión del cuerpo.

Estos ejercicios crean una separación en los músculos que puede causar lesiones mientras progresa el embarazo. La meta es no sobrecargar la columna vertebral y los músculos abdominales. Es mejor evitar este tipo de movimientos hasta que el embarazo esté más maduro.

Recuerda que cada embarazo es diferente y que siempre es buena idea consultar con tu quiropráctico antes de empezar cualquier rutina de ejercicios nueva o diferente durante el embarazo. Tu profesional de la salud puede ayudarte a determinar qué ejercicios son seguros y apropiados para tu estado de gestación.

Si estás sufriendo de hemorragias; estás en amenaza de parto prematuro o has tenido ya uno; si tu embarazo es múltiple; o si tienes retraso del crecimiento intrauterino, detén por completo el ejercicio aunque sea por un periodo breve. Consulta siempre con tu médico sobre estas situaciones antes de seguir.

Alimentación

¿Te sientes fatigada y con mucho sueño? Continúa con tus comidas saludables, pequeñas y frecuentes. Debes descansar siempre que sea posible, y la actividad física también puede aumentar tu energía. Hay varios alimentos que te pueden ayudar. Consume carbohidratos en alimentos complejos ricos en almidón como el pan integral, la pasta, el arroz y los cereales, porque estos se convierten en energía para tu cuerpo. Ingerir muchas frutas y vegetales también es beneficioso por sus vitaminas y minerales.

Durante mi embarazo, preparaba pequeños vasitos con frutas como fresas, arándanos (blueberries) y frambuesas (raspberries) y me los comía a diario. Este tipo de fruta es rica en antioxidantes y complementan tu dieta de manera fácil y colorida.

Recuerda continuar comiendo fibra para evitar o tratar el estreñimiento. El trigo triturado, las galletas de trigo, la avena y el arroz integral son muy buenos para lograr este propósito, Además, puedes comer frutos secos, brécol, maíz en la mazorca, repollo y habichuelas. ¡Cocinar y comer bien también es autocuido!

SEMANA #9

Afirmación de la semana

Agradezco la fuerza y la resiliencia de mi cuerpo mientras experimenta cambios durante el embarazo.

¿Qué pasa en esta semana?

La novena semana, ¡como pasa el tiempo!. ¿Cómo te va en tu primer trimestre? ¿Tu embarazo ha cumplido tus expectativas? Es muy normal que estos primeros meses sean pesados y difíciles o que tal vez no se vean como el embarazo ideal que ves en la televisión. La buena noticia es que este embarazo es mejor que cualquiera que puedas ver en cualquier lado, ¡porque es el tuyo! Se puede ver como quieras o como sea, después de que sea saludable.

Tu bebé ya mide unas 1.67 pulgadas y pesa una fracción de una onza, pero sigue creciendo rápidamente. Durante el tercer mes tu bebé empieza a adoptar una figura más humana gracias a que la cola embrionaria de la base de la médula espinal se va haciendo más pequeña. La cara de tu bebé se está redondeando. Su labio superior está unido a las fosas nasales que ya están en su lugar. Los brazos, piernas y dedos de tu bebé se alargan y los párpados aparecerán, cubriendo el ojo.

Los huesos continúan endureciéndose y los intestinos permanecen afuera de su cuerpo mientras les va haciendo espacio con el pasar de los días.

Estos son los meses donde más pesados puedes sentir los síntomas que hemos discutido - las náuseas, los vómitos y los dolores de espalda. A medida que tu bebé continúa creciendo, es probable que tú también empieces a sentir el peso de los cambios. Si te sientes más fatigada es porque tu cuerpo está trabajando duro para mantener con vida a dos seres a la vez.

Está bien que sientas que los síntomas disminuyen con el tiempo, pero si de repente desaparecen por completo, habla con tu médico de inmediato. Aunque sea incómodo sentir náuseas, sensibilidades e incomodidades, estos síntomas son también evidencia de que tus hormonas funcionan y que tu embarazo progresa saludablemente. La desaparición repentina y absoluta es algo que debe ser analizado por un profesional de la salud.

Plan de ajuste quiropráctico

Habla con tu quiropráctico sobre los ejercicios que estás haciendo para que el ajuste que administre semanalmente pueda continuar apoyándote con toda la actividad física que hagas. Recuerda mantener un patrón de ajuste y ejercicio constante. Aunque sientas que no estás haciendo mucho o creando mucho cambio en tu cuerpo, todo el esfuerzo valdrá la pena a la hora de dar a luz.

A medida que tu bebé crece y tu cuerpo cambia, no olvides tampoco la importancia de tu salud mental. Ejercitarte fortalece tu cuerpo y lo ayuda a aumentar la producción de los neurotransmisores en el cerebro que reducen el estrés, aumentan la energía y mejora el estado de ánimo. Estos neurotransmisores mágicos se llaman endorfinas (Varrassi et al., 1989).

¿Estás llevando un diario? Habla contigo sobre tu estado de ánimo, y escribe todo lo que te pueda preocupar al respecto. Detalla lo que quieras, haz de tu diario un espacio seguro para desahogarte contigo misma sobre este proceso tan importante y cambiante.

Alimentación

El consumo de ácido fólico, también conocido como folato, siempre debe estar presente, en especial durante estas semanas del primer trimestre. Este elemento es crucial en el desarrollo saludable de tu bebé. Verifica que tengas una cantidad adecuada en tu dieta o en tus suplementos prenatales. Algunos alimentos ricos en ácido fólico son legumbres como lentejas, vegetales de hoja verde y las naranjas. Algunos alimentos están fortificados con ácido fólico, como los cereales enriquecidos y algunos granos.

¿Estás bien hidratada y tomando agua?

SEMANA #10

Afirmación de la semana

Soy fuerte, capaz y estoy lista para dar la bienvenida al mundo a mi nuevo bebé.

¿Qué pasa en esta semana?

¡Llegamos a la décima semana! En el rostro de tu bebé los párpados están fusionados sobre los globos oculares y sus orejas son más visibles. La punta de su nariz está más definida. En el interior de la cabeza de tu bebé se empieza a formar la lengua y el paladar, y se empiezan a desarrollar los dientes.

Ya todos los órganos principales están casi en su sitio, y el corazón y el aparato circulatorio están completamente formados.

Los huesos de tu bebé se están empezando a osificar, lo que significa que empiezan a acumular calcio. Los codos y las rodillas de tu bebé están presentes mientras se van alargando sus extremidades. También se forman el ano y el surco uretral.

Tu bebé mide aproximadamente 2 pulgadas de largo y pesa alrededor de un cuarto de onza (7 gramos). Ya le están creciendo las uñas y está cubierto en lanugo, una capa de vello fino que cubre al bebé para evitar infecciones y mantenerlo cálido. Su cerebro está en constante desarrollo. En esta semana las orejas de tu bebé adoptan su forma definitiva.

Aunque es posible que tu embarazo todavía no se note físicamente, es momento de que empieces a pensar qué ropa te querrás poner una vez tu cuerpo continúe cambiando. No veas el escoger ropa nueva como una tarea, ¡disfruta el momento!. Escoge los colores y las siluetas que te harán sentir más cómoda y hermosa. ¡Haz del mundo tu pasarela!

Si durante este tiempo notas una hinchazón inusual y severa en las manos y en los pies, habla con tu médico de inmediato. Estos son algunos síntomas comunes de hipertensión o preeclampsia, condiciones que pueden resultar en complicaciones graves. Recuerda, mantente pendiente siempre de cualquier cambio repentino.

Plan de ajuste quiropráctico

Tu sistema nervioso está trabajando para ti y para tu bebé, así que es necesario que esté funcionando al 100%. Los ajustes quiroprácticos semanales eliminan la interferencia nerviosa causada por desalineaciones. Además, continúan ayudándote a mejorar las irregularidades intestinales, las náuseas, y permitiendo que tu sistema nervioso pueda continuar su ardua labor durante estos meses.

Durante esta semana puedes continuar llevando a cabo ejercicios prenatales como caminar por 20 minutos diarios.

Recuerda que la combinación entre los ajustes quiroprácticos y los ejercicios contribuyen al alargamiento, tonificación y movilización muscular de las articulaciones pélvicas para que el bebé tenga suficiente espacio para salir a la hora del parto.

Alimentación

Durante esta semana recomiendo continuar el consumo de hierro, ya sea por un suplemento o en la dieta. Puedes comer carnes rojas (en moderación, y preferiblemente de pastoreo), aves (preferiblemente orgánicos y de cría libre), pescado, huevos, frutos secos, cereales, panes integrales para el desayuno y vegetales de hoja verde.

SEMANA

#11

Afirmación de la semana

Mi bebé está creciendo y desarrollándose perfectamente.

¿Qué pasa en esta semana?

¡Estoy orgullosa de ti y tu progreso! En la undécima semana de tu embarazo ya la cabeza del bebé es aproximadamente la mitad del tamaño de su cuerpo. El cerebro continúa creciendo, así que la cabeza de tu bebé seguirá constituyendo una gran parte de su cuerpo hasta el momento del parto.

Tu bebé mide 2 ½ pulgadas y pesa aproximadamente media onza. El iris de sus ojos se está desarrollando también. Los riñones de tu bebé se están formando, así que pronto empezarán a producir orina. También está construyendo los vasos sanguíneos, cartílagos, músculos y sus propios glóbulos rojos. Durante esta semana empieza a desarrollar el diafragma, lo cual causará hipo, del que seguramente te vas a percatar. El hipo del bebé es completamente normal y viene con la creación de su diafragma y el desarrollo de las vías respiratorias. El hipo es realmente a consecuencia de el líquido amniótico que aspira.

En el sistema reproductor de tu bebé aparecen los testículos y ovarios, aunque no se puedan ver todavía en la ecografía. Con el tiempo, se desarrollará el sistema genéticamente compatible con tu bebé. Ya en este punto tu bebé se puede alimentar de tu placenta y obtiene nutrientes, vitaminas y otras hormonas cruciales para su desarrollo.

Como ya casi llegamos al final del primer trimestre, es probable que tu cuerpo esté pasando por cambios externos, en especial en el área del abdomen. Ese cambio abdominal se debe a que tu útero está en proceso de extenderse desde la pelvis hasta tu cavidad abdominal.

El 50% de las embarazadas experimentan niveles considerables de dolor de espalda o pélvico. La atención quiropráctica puede ayudar para el alivio de estos síntomas.

Plan de ajuste quiropráctico

Los bebés pueden moverse libremente durante todo el embarazo. Durante este tiempo tu quiropráctico se debe concentrar principalmente en los ajustes de la columna vertebral, y cómo mantener tu pelvis saludable, condicionada y balanceada para que el bebé adopte una posición conveniente. Es importante que se empiece a pensar en la posición del bebé desde temprano para facilitar un parto natural saludable.

Puedes ayudar a tu bebé a encontrar la mejor posición para un parto seguro y natural corrigiendo tu postura y actividad física desde temprano en el embarazo. Adoptar una postura encorvada hace que la pelvis se desalinee, facilitando que el bebé se gire hacia atrás o adopte una posición sentada, que es totalmente lo opuesto de lo que buscamos.

Por otro lado, la parte inferior de la columna vertebral se estirará hacia delante si te sientas con la pelvis inclinada hacia delante. Tu pelvis estará abierta, lo que permitirá al bebé elegir la posición ideal para el parto.

Siempre que puedas, presta atención a tu postura, sobre todo cuando estés sentada. Siéntate con las rodillas siempre más bajas que las caderas y con estas balanceándose hacia delante. Deja de cruzar las piernas, encorvarte o sentarte sobre las piernas. Será más fácil romper con los malos patrones de asiento si te sientas más cerca del borde delantero de la silla. Mantén las rodillas más bajas que la pelvis utilizando reclinatorios suecos y pelotas de parto correctamente infladas (consulta con tu quiropráctico sobre estas opciones).

Haz pausas frecuentes y mueve el cuerpo cuando estés sentada en el trabajo o durante los viajes largos en carro. Dedica tiempo a mover las caderas en forma de ocho a lo largo del día. Para realizar este movimiento, puedes apoyarte en el respaldo de una silla. Esto ayuda a mantener las articulaciones pélvicas flexibles y mejor preparadas para mantener el equilibrio. Estas posturas ayudan a que el bebé se coloque en posición anterior, que es la mejor posición para dar a luz, y a inclinar el útero hacia delante.

Es importante que intentes cambiar de postura con frecuencia si tu trabajo te obliga a mantener una posición fija y unilateral durante largos periodos de tiempo para favorecer el equilibrio pélvico.

Comunícale a tu quiropráctico si has tenido algún trauma pélvico previo a tu embarazo. De esta forma, el profesional puede ajustar su plan y tratamiento para ayudarte a fortalecer los ligamentos que pueden estar en tensión o fuera de lugar en la pelvis.

El balanceo de la pelvis es otro buen movimiento, y uno que encontrarás comúnmente en la yoga.

En el piso, con mucho cuidado, acomódate de forma que tus rodillas y las palmas de tus manos estén apoyadas en el piso. Suavemente, arquea la espalda hacia adentro. De esta forma los músculos de la parte inferior de la espalda se fortalecen y se inclinan. Deja que la columna se arquee hacia delante naturalmente. Con el útero relajado y la pelvis abierta, el bebé tiene mucho espacio para moverse.

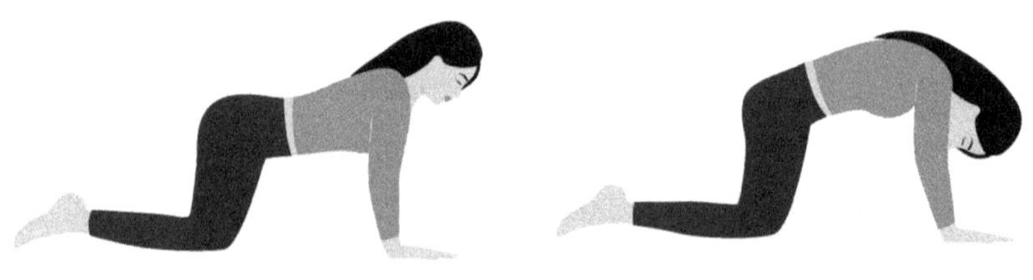

Otro buen ejercicio es la figura 8. Para mantener una presión constante sobre las articulaciones pélvicas, apóyate en el respaldo de una silla mientras giras la pelvis en forma de ocho.

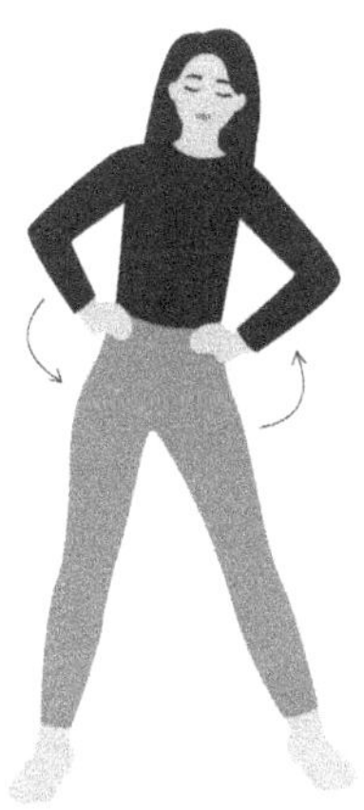

También puedes «sacudir» las caderas. Te inclinas hacia el frente mientras tu asistente de parto u otra persona que te acompañe te sujeta ambos lados de las caderas y las mueve hacia delante y hacia atrás (sobre una pelota de parto, una silla o a cuatro patas). Las articulaciones de tu cadera se mueven de esta manera y el bebé reacciona a la acción.

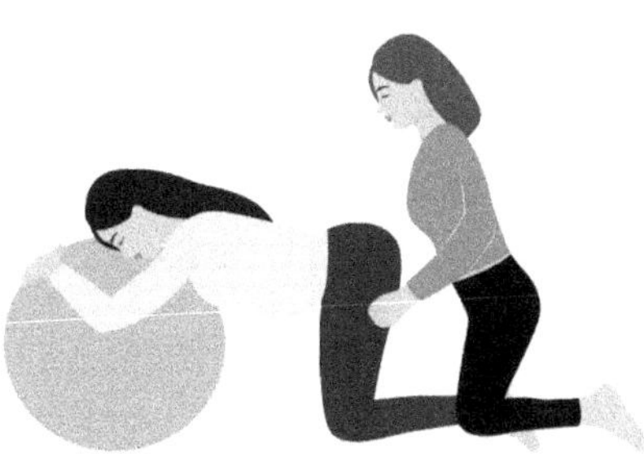

La técnica de tamizar el vientre es buenísima, pero no la puedes hacer sola. Pídele a tu pareja o acompañante que te coloquen un paño largo y suave debajo de la pelvis, parados detrás de ti, mientras tú levantas y mueves las caderas ligeramente de derecha a izquierda.

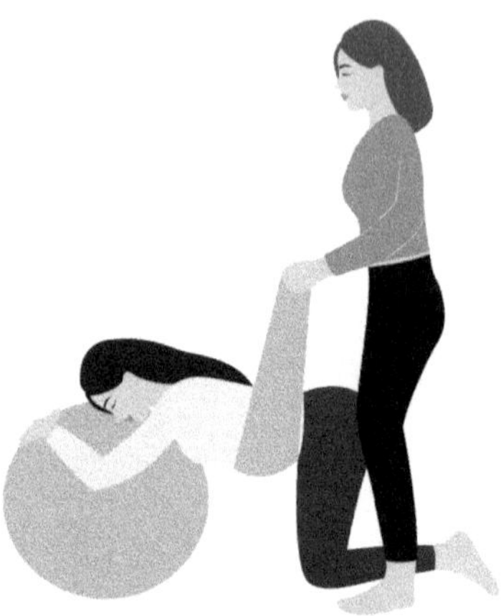

Alimentación

Durante la undécima semana del embarazo nos concentramos en asegurar el consumo adecuado de calcio. Para lograrlo, puedes consumir productos lácteos incluyendo leche pasteurizada, queso y yogur, nueces y semillas como las almendras y semillas de sésamo, habichuelas y legumbres, higos, espinaca, tofu, cereales para el desayuno fortificados con calcio y pan y bebidas fortificadas con calcio.

El consumo de calcio ayudara a tu bebé a desarrollar huesos y dientes fuertes para toda la vida. Es esencial para el desarrollo normal del feto, y se recomienda que la cantidad diaria durante el embarazo sea de 1200 mg al día, la que puedes obtener en una dieta equilibrada. Durante el embarazo, el calcio te ayudará a regular las contracciones musculares, incluyendo los latidos de tu bebé. El calcio contribuye al funcionamiento saludable del tejido muscular y los nervios.

SEMANA #12

Afirmación de la semana

Confío en mi capacidad para tomar decisiones saludables para mí y para mi bebé.

¿Qué pasa en esta semana?

¡Enhorabuena mamá! Es posible que durante esta semana todavía sientas con intensidad los síntomas del embarazo, como es también una posibilidad que empiecen a aliviarse. Navega tus síntomas día a día y mantente pendiente a cualquier cambio abrupto. Parte de este cambio se debe a que la placenta empieza a hacerse cargo de la producción hormonal.

Como ya estás terminando tu primer trimestre, el riesgo de un aborto espontáneo se reduce altamente y te puedes enfocar en otros aspectos del embarazo y en relajarte. Tu bebé mide 3.15 pulgadas y pesa aproximadamente una onza. Ya finalmente cerró los párpados y ahora verás su cabeza en los sonogramas todavía grande, pero con pelo. Tu bebé ya va desplazando sus intestinos a la cavidad abdominal y sus riñones empiezan a producir orina, que se almacena en la vejiga. Alrededor de esta semana, la tiroide de tu bebé empieza a funcionar por sí sola, pero no producirá suficientes hormonas hasta las semanas 18 a 20 de embarazo.

La mayoría de los órganos y rasgos corporales del bebé están completamente formados. La principal tarea del bebé ahora es seguir creciendo y madurando sus órganos y funciones. Tu bebé también utiliza este tiempo para desarrollar sus reflejos. Esto lo llevará a practicar movimientos reflexivos y espontáneos que irás sintiendo mientras su crecimiento progresa. Es ahora que puede flexionar y mover los dedos de las manos y los pies. Ya la estructura cerebral de tu bebé está desarrollada y en sitio.

Plan de ajuste quiropráctico

Recuerda que los ajustes quiroprácticos rutinarios durante el embarazo ayudan al bebé a tener más espacio y a poder moverse para eventualmente posicionarse de cabeza listo para salir. Tener todo el espacio posible en tu cuerpo previene que tu bebé sufra lesiones, que sus reflejos no se desarrollen completamente, o que su cráneo se comprima asimétricamente, comprimiendo el nervio craneal.

Proveerle a tu bebé un espacio maleable y amplio para crecer disminuye la probabilidad de que nazca con restricciones faciales y mayores tensiones en los brazos o piernas. También evita los patrones de tensión en el cuello y los hombros del bebé, lo cual a la misma vez facilita que pueda amamantar adecuadamente.

Reducir la probabilidad de que te desalinees o tengas la pelvis desequilibrada aumenta las probabilidades de un parto hasta con menos contracciones. Míralo de esta forma – tu cuerpo es una casa sin barreras que la protejan.

Cada ajuste quiropráctico y cada actividad física que lleves a cabo equivale a que pongas un ladrillo en el piso, hasta que uno por uno, construyes tu barrera protectora en contra de cualquier clima o desafío. Al final de los nueve meses tu cuerpo estará fortificado y fortalecido, ¡y será gracias a tu persistencia!

Alimentación

Durante esta semana enfócate en consumir omega 3 para la nutrición del cerebro tu bebé. Puedes obtener estos ácidos grasos a través de alimentos como el salmón, sardinas, nueces y semillas.

SEGUNDO TRIMESTRE:

época de crecimiento y cambio

El segundo trimestre: una época de crecimiento y cambio

¡Lo lograste! Llegó el momento de entrar al segundo trimestre de tu embarazo. Como madre y quiropráctica sé lo que este momento implica, y lo emocionante que es saber que estás un poco más cerca de tener a tu bebé en tus brazos. Estoy sumamente honrada de acompañarte en este proceso, y estoy confiada de que todo va a salir bien y todo va a progresar de acuerdo al plan.

Durante el segundo trimestre, tu bebé va a dar un estirón increíble. Al final de este trimestre, tu bebé será tres veces su tamaño inicial y su peso también aumentará. El cerebro y el sistema nervioso de tu bebé continúan pasando por un periodo importante y crítico de su desarrollo, y esto continuará hasta la primera mitad del segundo trimestre (semana #18).

Aunque las extremidades de tu bebé van creciendo rápidamente, ya en este momento el crecimiento de su cabeza va a un ritmo más lento. Esto resulta en que las proporciones del bebé se verán más adecuadas a lo que imaginas.

Es posible que ya en este momento te sientas mucho menos acongojada con los síntomas iniciales de dolores, náuseas y vómitos, y tal vez te sientes hasta energizada. Los ajustes quiroprácticos continuarán ayudándote a estar en tu máxima potencia, saludable y lista para el resto del proceso. Continúa asistiendo a tus citas y comunicándote con tu médico si vez algo inusual. Utiliza este impulso y esta nueva disposición para prepararte para los próximos retos que vienen. Esta es una época fascinante para ti y tu familia, y la prioridad eres tú y la salud de tu bebé.

A partir de este momento, continuarás aprendiendo a cuidar de tu cuerpo y de tu bebé mientras te preparas para el emocionante viaje de la maternidad. Además, vamos a continuar explorando la importancia de una nutrición adecuada, el movimiento físico y manejo del estrés. Estoy encantada de continuar compartiendo mis conocimientos, mi experiencia y de guiarte hacia un embarazo saludable y cómodo. Por lo tanto, ¡dile hola al segundo trimestre!

La alimentación en el segundo trimestre

En esta sección te quiero presentar los cinco nutrientes más importantes que debes estar consumiendo durante tu segundo trimestre.

1. **El calcio** es importante para fortalecer tus huesos y dientes, así como los de tu bebé. También beneficia el funcionamiento saludable del sistema neurológico, muscular y circulatorio. Es esencial para el desarrollo de tu bebé. Algunos alimentos que contienen calcio son los productos lácteos, los vegetales de hoja verde, bok choy, brócoli, semillas de sésamo, semillas de chía, berzas o *collard greens*, la espinaca y la col rizada. Puedes encontrar calcio también en los camarones, salmón y sardinas enlatadas.
2. **El ácido fólico** es una vitamina B que ayuda a prevenir anomalías en el cerebro y la médula espinal de tu bebé. La falta de ácido fólico aumenta el riesgo de trastornos neurológicos, parto prematuro y que el bebé nazca bajo peso. Puedes consumir ácido fólico

a través de la ingesta de brócoli, coles de bruselas, coliflor, repollo, col rizada, espárragos, espinaca, lechuga romana, mostaza, fresas, calabaza y la berza. También puedes obtener buenas cantidades de ácido fólico comiendo lentejas, habichuelas, guisantes, garbanzos, zanahorias, maní, tomates maduros, pimientos, papaya y remolacha.

3. **La vitamina D3** es necesaria para que los huesos y dientes de tu bebé crezcan sanos y también para reforzar la función inmunológica. Mantener los niveles de vitamina D altos en la sangre puede disminuir el riesgo de enfermedades e infecciones. Por otro lado, una deficiencia de esta vitamina puede causar problemas graves a través del embarazo, que el bebé sea muy pequeño, el desarrollo de preeclampsia, parto prematuro y diabetes gestacional. Un estudio reciente encontró que las mujeres que tomaban 4000 UI de vitamina D al día tenían los mayores beneficios en la prevención de partos prematuros e infecciones (Mithal et al. 2014). El estudio confirmó que la vitamina D en este nivel no sólo es segura para ti, sino también para tu bebé, y los investigadores de este estudio ahora recomiendan esta dosis diaria de vitamina D para todas las mujeres embarazadas. La mejor parte de la vitamina D es que su fuente principal es el sol. Salir afuera y coger sol por al menos 30 minutos al día es sumamente saludable, aunque hay que tener cuidado con no quemarse la piel y siempre ponerse bloqueador solar. Si deseas consumir la vitamina D, puedes hacer a través del aceite de pescado, salmón y atún. Muchos alimentos están enriquecidos con vitamina D, como los productos lácteos y los cereales.

4. **Las proteínas** son esenciales para el crecimiento y el desarrollo del bebé, sobre todo en el segundo y tercer trimestre. Algunos alimentos que son altos en proteína son quinoa, yogur griego, lentejas y habichuelas, el pollo orgánico, carnes rojas, salmón, huevos, productos lácteos (especialmente el yogur griego) y las almendras, ya sean crudas, en mantequilla o en leche.

5. Tu cuerpo necesita hierro para crear hemoglobina, que es una una proteína que se encuentra en los glóbulos rojos y que lleva oxígeno a los tejidos. Como hemos hablado, tu cuerpo está produciendo más sangre durante el embarazo para poder abastecer tus necesidades y las de tu bebé. La ingesta de hierro ayuda a tu cuerpo a continuar creando más sangre. Los niveles de hierro bajos podrían resultar en un parto prematuro o que tu bebé esté bajo peso al nacer. También puede causarte fatiga y anemia. El hierro es esencial en tu dieta. Aunque la mayor fuente de hierro es la carne, también puedes obtener hierro de la carne de soya, calabazas, quinoa, melaza negra, espinaca, melocotones, habichuelas, y la espirulina. El hierro depende de la absorción de tu cuerpo para poder ser efectivo. Por eso, evita tomar café o té al momento de comer alimentos con hierro o suplementos. Alternativamente, ingiere hierro con comidas ricas en vitamina C y vela tu consumo de calcio, ya que el calcio y el hierro compiten por la absorción. Hay que crear un balance.

SEMANA #13

Afirmación de la semana

Mi bebé está seguro y protegido dentro de mí.

¿Qué pasa en esta semana?

¡Bienvenida a la decimotercera semana de tu embarazo!

A medida que los órganos de tu bebé siguen madurando, continúa desarrollando también su sistema digestivo. En esta semana, las asas intestinales del bebé (el resto de la parte larga que parece un cordón que compone el intestino) pasan del cordón umbilical al abdomen. Su cerebro tiene ambos hemisferios, izquierdo y derecho, y empiezan a conectarse. Comienzan a salir los primeros pelitos en la piel. Tu bebé mide 3¾ pulgadas y pesa 1 ¼ onzas. El páncreas del bebé empieza a producir insulina. Durante esta semana los genitales externos ya pueden distinguirse.

Esta semana tiene muchas implicaciones de cambio para el bebé y tu relación amorosa y sexual con tu pareja. Muchas madres y mujeres admiten que ya durante la semana número trece se van sintiendo más normales. No hay tantos síntomas de náuseas o agotamiento severo, y en la dinámica diaria una se va acostumbrando a los cambios.

El sentimiento de normalidad en la casa puede traer a la superficie un ambiente más vulnerable y romántico entre parejas. Están más confiados en el embarazo, saben que progresa saludablemente y que no hay por qué preocuparse por ahora. No hay que tener miedo de hacerle daño al bebé con un movimiento falso, y pueden darle paso a los sentimientos de deseo y placer.

Tener relaciones sexuales durante el embarazo es completamente seguro para el bebé. Él está cubierto y acojinado en el espacio más seguro, no hay que temer que la penetración vaginal lo perjudique.

El líquido amniótico y los músculos del útero lo protegen activamente de cualquier movimiento que puedas hacer durante las relaciones sexuales. La placenta se conecta a tus vasos sanguíneos a través del cordón umbilical. Esto mantiene el flujo de sangre oxigenada y nutrientes hacia tu bebé para que ambas partes se mantengan sanas en todo momento.

Gracias a esto, usualmente no hay que ajustar las posturas físicas durante las relaciones sexuales en este periodo. Si tú estás contenta, ¡tu bebé está contento!.

Aunque el acto es seguro, como con todo, debes tomar ciertas precauciones. Es importante que no te empujen ni te halen muy fuerte o repentinamente durante el sexo. Si durante las relaciones sientes una molestia o algo no se siente bien, toma una pausa y habla con tu pareja. Si la molestia persiste, visita a tu médico para saber qué pasa, y que te pueda aconsejar sobre tu intimidad.

Plan de ajuste quiropráctico

Tu columna vertebral está pasando por varios cambios. La curvatura torácica y lumbar en tu espalda va aumentando por el crecimiento de tu bebé, creando presión en los nervios torácicos y lumbares. Este cambio podría afectar los intestinos, porque el peso está también sobre los nervios que le corresponden.

El ajuste quiropráctico en esta región baja de las torácicas y la región alta de las lumbares alivia la presión de los nervios para que el intestino tenga más fuerza y así pueda hacer su función. Esto a la vez disminuye el estreñimiento.

Todos los ajustes y la atención quiropráctica también te ayudarán a llevar la postura correcta para evitar la joroba que se podría estar formando. Continúa visitando a tu quiropráctico semanalmente, y si necesitas visitarlo más de una vez, a partir de esta semana lo puedes hacer. Lo importante es que estés bien para que puedas funcionar al 100% y continuar sintiéndote empoderada durante tu embarazo.

En casa puedes continuar con las inclinaciones pélvicas. Estas son buenísimas para fortalecer los músculos centrales en preparación para el parto. Además, alivian el dolor de espalda de forma suave pero efectiva. Ya en este punto, las inclinaciones pélvicas pueden ser un poco más elaboradas.

En un *mat* o colchón de yoga, una toalla o una alfombra, acomódate de rodillas con las palmas de las manos en el piso. Respira profundamente y contrae los abdominales mientras levantas la parte inferior de la espalda hacia el techo. Puedes mirar para arriba también. Luego, lleva el coxis hacia abajo mientras exhalas.

Cuando endereces la espalda en posición de tabla, exhala y relaja los músculos abdominales. Evita dejarte llevar por el peso de tu abdomen y dejar que la espalda se eche para abajo. Esa acción sobrecarga los músculos y te puede dar dolor de espalda.

Puedes repetir este ejercicio de veinte a cuarenta veces, o hasta que te sientas cómoda. Suavemente, inhala y exhala, ¡no te asfixies ni hiperventiles!.

Cuando te vayas a levantar, hazlo con mucho cuidado y apoyándote de una superficie fija.

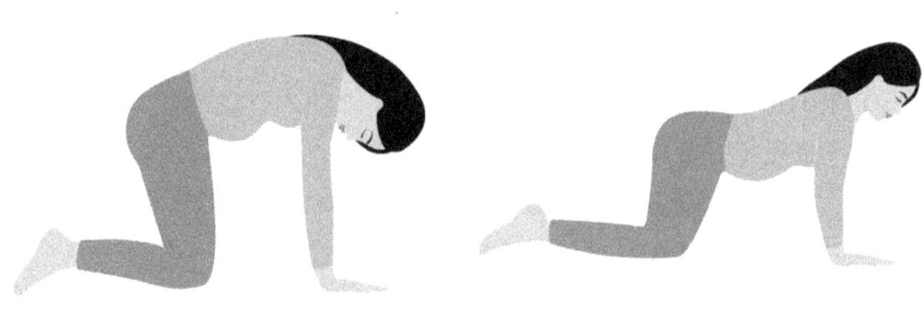

Muévete con cuidado y prestándole atención a tus movimientos. A medida que tu cuerpo cambia, también debes ajustar tus movimientos poco a poco. Si sientes que algo no está bien, comunícate con tu doctor.

Alimentación

Durante esta semana nos vamos a enfocar consumir fibra. La fibra, junto con el consumo de agua, te ayudará a evitar el estreñimiento y mantiene el sistema digestivo funcionando correctamente. Algunos alimentos ricos en fibra son la avena, el arroz integral, habichuelas, lentejas, zanahorias, papas y frutas. Algunos de mis favoritos son *raspberries,* aguacates, manzanas, guineos, *blackberries*, fresas y mangós.

SEMANA #14

Afirmación de la semana

Soy merecedora de este embarazo, de este bebé y de una experiencia de parto positiva.

¿Qué pasa en esta semana?

¡Bienvenida a una semana más! Tu bebé mide 4 pulgadas y puede pesar un poco menos de 2 onzas. Como los riñones de tu bebé ya producen orina, esta se expulsa al líquido amniótico que lo rodea en el útero. El líquido amniótico es un recurso que nunca deja de renovarse a través del embarazo. Es el sitio seguro del bebé, un espacio líquido donde se puede mover y conocer las sensaciones de estar vivo. Durante esta semana el hígado también empieza a segregar bilis, que le ayudará a digerir las grasas que ingiera más adelante. Todos los movimientos que tu bebé hace lo preparan para estar en el mundo exterior. Sus labios, lengua y papilas gustativas aparecen y maduran, al igual que sus cuerdas vocales.

El sistema reproductor de tu bebé ya está bastante distinguido y se puede ver mediante un sonograma. El enfoque creativo del bebé estará en desarrollar sus órganos sexuales. Si vas a tener un niño, su próstata estará creciendo. Si vas a tener una niña, sus ovarios ya viajan por el abdomen hasta la pelvis. Durante esta semana también se está formando el paladar del bebé.

Curiosamente, durante estas semanas tu bebé también empezará a desarrollar sus dientes permanentes. No los de leche que perderá durante la infancia, sino los que tendrá el resto de su vida.

Mientras el segundo trimestre avanza, te vas sintiendo más en control de todo. Aun así es completamente normal que te sientas más olvidadiza o confundida. Si es necesario, empieza a llevar una agenda.

Es posible que sientas dolor o espasmos en la zona de la ingle mientras el bebé crece y tu útero se expande. Este dolor es causado por los ligamentos redondos del cuerpo que conectan la pelvis a las piernas y el útero a la ingle. Este dolor es común, y si le hablas a tu quiropráctico sobre esto, de seguro te podrá ayudar. El movimiento físico ayuda múltiples áreas que necesitan atención en tu cuerpo durante este tiempo. ¡Mantente constante!

Plan de ajuste quiropráctico

Uno de los ejercicios que puedes practicar esta semana se conoce como «perro mirando hacia abajo», o *downward dog*, en la yoga. Esta postura te ayuda a estirar todo el cuerpo y aumenta la circulación sanguínea mientras fortaleces tus músculos.

Para hacerla, vas a pararte encima de un *mat* de yoga, una toalla o una superficie suave y vas a doblarte en la cintura hacia abajo. De esta forma las palmas de tus manos están tocando el piso, y las plantas de tus pies también.

Vas a suavizar las rodillas flexionándolas un poco. Tu cuerpo se debería ver como la letra V al revés. Tu cabeza estará mirando hacia abajo y puedes ver tu abdomen. Puedes estirarte con paciencia y cuidado en esta posición. Cuando estés lista para terminar, acerca tus manos a tus pies y poco a poco enrolla la espalda hacia arriba. No te levantes bruscamente, sino que debes enderezarte vértebra por vértebra.

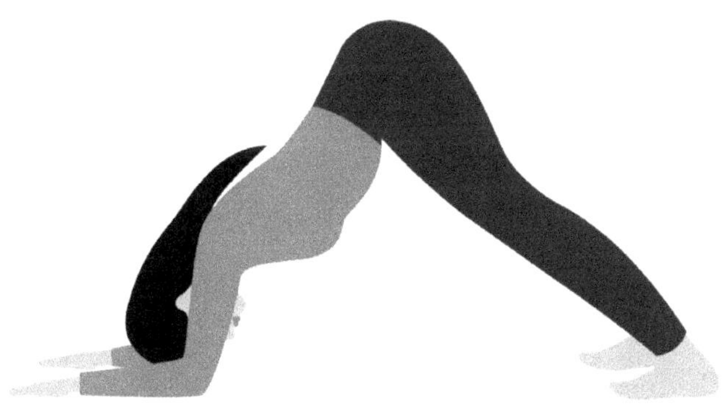

Cuando único no puedes hacer este ejercicio es durante las primeras seis semanas luego del parto.

Alimentación

Durante esta semana enfócate en consumir vitamina K. Este elemento es sumamente importante para ayudar al cuerpo a formar coágulos y detener sangrados.

Recomiendo que consumas vegetales de hoja verde como la col rizada (*kale*), espinaca, brócoli, espárragos y coles de bruselas. Otros alimentos que proporcionan vitamina K son las carnes y los productos lácteos.

Ojo, no se recomienda el uso de suplementos de vitamina K durante el embarazo, ya que puede causar ictericia y otras complicaciones con el bebé.

SEMANA #15

Afirmación de la semana

Estoy orgullosa de mi misma por cuidar de mi bebé en crecimiento y de mí misma.

¿Qué pasa en esta semana?

Estamos ya en la decimoquinta semana de tu embarazo, ¡qué emocionante!. Tu bebé mide 4 ¾ pulgadas y pesa 2 onzas. Durante esta semana tu bebé empieza a tener cejas y pelo en el cuero cabelludo.

Los ojos y las orejas de tu bebé ya tienen un aspecto completo y las orejas ya casi están en su posición definitiva. La piel, el órgano más grande de tu bebé, está añadiendo folículos pilosos y glándulas accesorias, y por ahora es sumamente fina. El sistema óseo del bebé está creando y solidificando huesos mientras produce la médula espinal. El desarrollo muscular continúa progresando. Su sistema circulatorio y urinario ya funcionan.

El cordón umbilical se hace más grueso y se alarga a medida que el embarazo progresa, porque cada vez transporta más sangre que contiene nutrientes y oxígeno. Una vez llega a la placenta y el bebé la recibe, el cuerpo de mamá intercambia todo lo nutritivo por los desechos y la sangre desoxigenada que el bebé ya no necesita.

A través de ecografías o sonogramas podrás ver a tu bebé moverse, cambiar de posición y hacer gestos, ya que va ejercitando más y más sus músculos en el cuerpo y la cara.

Durante esta semana puede que empieces a notar más cambios en tu piel. Mientras tu barriga crece podrías ver la aparición de una línea marrón que se extiende desde el ombligo hasta el pubis. Se llama la «línea alba», y sucede en algunos casos dado al aumento de melanina y los niveles altos de estrógeno. Muchas veces los lunares, marcas de nacimiento, manchas oscuras y los pezones se empiezan a oscurecer por las mismas razones.

Como la piel está más sensitiva, te recomiendo que compres lociones ricas en crema de cacao para aliviar el picor o la resequedad que puedas tener.

Plan de ajuste quiropráctico

Un ejercicio que puedes practicar además de visitar a tu quiropráctico para un ajuste es apretar una bola de fisioterapia con las piernas. El movimiento de apretar alivia el dolor pélvico, y ayuda a mantener el área fortalecida y relajada.

El tamaño ideal de la bola que vas a utilizar depende de si la puedes agarrar con una mano sin que se te resbale. Si no la puedes agarrar con una mano, es muy grande.

Sentada con la espalda recta y los hombros hacia atrás vas a poner la bola entre las rodillas y vas a apretar y soltar al ritmo de tu respiración. Recuerda sentarte adecuadamente de forma que no estés sobre tus piernas, sino con la pelvis hacia al frente. Respira normalmente, mueve tus rodillas con la respiración, pero no dejes caer la bola. Repite esta acción de cinco a diez veces. Puedes también subir la bola a los muslos y continuar la acción con esa parte de tus piernas. Practica esto tres veces al día para ver beneficios rápidamente.

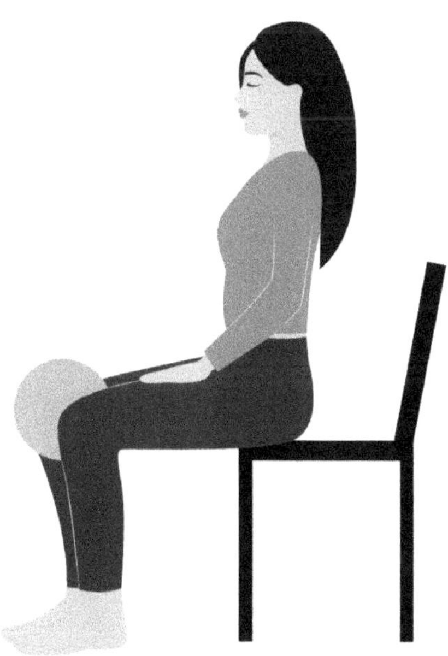

Alimentación

Durante esta semana el enfoque será la hidratación. Debes consumir de 64 a 96 onzas de agua diariamente para ayudar a tu cuerpo con la sobreproducción que lleva. El consumo de agua ayuda a la digestión y a formar el líquido amniótico alrededor de tu bebé. El agua también ayuda a que los nutrientes circulen mejor y a que las toxinas salgan del cuerpo.

SEMANA #16

Afirmación de la semana

Todos los días son nuevas oportunidades para volver a concentrarte y hacer lo mejor para ti y tu bebé.

¿Qué pasa en esta semana?

¡Una semana más de embarazo! ¿Cómo te sientes ahora? El cansancio y la pesadez que sientes son normales. A medida que tu bebé se desarrolle y madure, es probable que te sientas más drenada. ¡Por eso es importante descansar!

Tu bebé mide aproximadamente 5.31 pulgadas y puede pesar 2 ½ onzas. Mientras el sistema esquelético y nervioso del bebé se sigue desarrollando, ya puede mover las extremidades del cuerpo. Las articulaciones son distinguibles y más funcionales. El reflejo de presión se desarrolla, y permite que el bebé cierre y abra los puños. También se agarra los pies y el cordón umbilical. Durante este tiempo se forman las uñas de las manos y los pies. Es por eso que al nacer se le tienen que cortar, pues en ese momento ya las tiene demasiada largas y se podría lastimar. Además, tu bebé ya tiene sus huellas dactilares. El sistema urinario y circulatorio del bebé empieza a funcionar.

Sus músculos faciales también están lo suficientemente desarrollados como para expresarse. Aunque adentro del útero tu bebé puede fruncir la entre ceja o cerrar los ojos, estas no son expresiones que representan emociones conscientes en este momento. Si es niña, esta semana se están formando millones de óvulos en sus ovarios.

A partir de esta semana, tu bebé puede experimentar el hipo del que hablamos en la semana número once.

Plan de ajuste quiropráctico

¿Recuerdas el músculo psoas del que hablamos al principio del libro? Ya es hora de empezar a tratarlo a través de los ejercicios y ajustes quiroprácticos. Este músculo será uno de tus mejores amigos durante el embarazo y el parto, así que hay que empezar a prepararlo.

Si recuerdas la posición de reposo constructivo (página 20), este es un buen momento para practicarla, pero específicamente practica la versión para la mujer embarazada. Relajar y fortalecer el psoas no solo ayuda a reducir el dolor lumbar, sino que también facilita la apertura pélvica durante el parto, contribuyendo a un proceso más fluido y cómodo. Recuerda consultar con tu médico sobre todas las preguntas que tengas en cuanto a ejercicios y movimiento físico.

Alimentación

¿Recuerdas que mencionamos la deshidratación en varias ocasiones, y que debes aumentar el consumo de líquidos? Pues con el aumento en los niveles de fluidos en el cuerpo también aumenta la necesidad de electrolitos, que además ayudan a prevenir dolores de cabeza y calambres en las piernas. Por esto, es importante asegurar un consumo adecuado de minerales, incluyendo la sal (sin abusar de ella).

SEMANA #17

Afirmación de la semana

Hoy me daré permiso para experimentar cualquier emoción que surja, sin preocuparme por lo que los demás puedan pensar de mí.

¿Qué pasa en esta semana?

¡Llegamos al quinto mes! Es aquí donde el bebé empieza a verse más como un bebé común y corriente. Tu bebé mide más o menos 5 ¾ pulgadas, pesa cuatro onzas y le sigue creciendo el vello en la cara y la cabeza. Durante esta semana desarrollará el tejido adiposo que le ayudará a mantenerse caliente fuera de tu vientre, al igual que la *vérnix caseosa*. Esa capa grasosa blancuzca protege la piel del bebé, y a veces la puedes ver también durante sus primeros días de vida.

Tu bebé desarrolla también su audición. No puede escuchar como una persona adulta todavía, pero puede escuchar ciertas ondas sonoras, tu voz, los latidos de tu corazón y los sonidos de los alrededores de tu barriga.

Tu bebé ahora es mas grande que la placenta que lo tiene anclado al revestimiento del útero, y su sistema nervioso sigue desarrollándose. Parte de este desarrollo implica que se formarán vainas de grasa en su sistema nervioso. Este proceso, denominado mielinización, continúa durante el resto de la vida en el vientre y durante la infancia temprana. Esto ayuda a acelerar la comunicación entre el cuerpo y el cerebro. A medida que continúa la mielinización, los movimientos de las extremidades ya se ven más coordinados.

Su cuerpo se empieza a llenar de grasa (tejido adiposo) gradualmente, lo que lo ayuda a preservar su temperatura ideal. Según pasan estas semanas, el bebé desarrolla horarios de dormir y de estar despierto.

Tu cuerpo asimila cambios físicos mayores, donde la ropa te queda ajustada porque tus senos y cintura aumentaron de tamaño. ¿Has estado esperando el momento para ir de compras? Este es el momento. ¡Disfruta!

Si quieres saber el género de tu bebé, esta es la semana ideal para verificarlo. Sus órganos reproductores ya están más determinados y desarrollados. Es una decisión personal que puedes hablar con tu pareja, pero no dejes que nadie monopolice tus procesos.

El sexo del bebé se puede determinar a través de pruebas genéticas como la amniocentesis, una biopsia de vellosidades coriónicas, o una ecografía. Todo depende de la ruta que quieras tomar. Aunque la prueba de vellosidades coriónicas (CVS) y la amniocentesis implican mayores riesgos para el feto en desarrollo en comparación con la ecografía, proporcionan información más detallada y precisa. Estas opciones son cosas que definitivamente debes discutir con tu médico. Usualmente estos riesgos mayores se asumen cuando se está tratando de detectar problemas hereditarios específicos de género, y en ese caso, probablemente necesitarías una prueba genética más que nada.

Plan de ajuste quiropráctico

Si estás sufriendo de dolores de cabeza durante esta semana, habla con tu quiropráctico para que te apoye con un ajuste. Ajustar las cervicales disminuye la frecuencia de estos dolores, y esta técnica también es preventiva.

Alimentación

¡Hablemos de la colina! La colina es súper importante durante el embarazo, porque ayuda en la formación de membranas celulares, el desarrollo del cerebro del bebé, y también juega un papel en cómo se expresan los genes. Los estudios muestran que agregar más colina a la dieta de una embarazada mejora varios aspectos del embarazo y protege contra problemas en el desarrollo del cerebro y el metabolismo del bebé (Korsmo et al, 2019). Sin embargo, muchas embarazadas no consumen suficiente colina, solo alrededor de 450 mg al día. Por eso, sería bueno que consideren aumentar su consumo de colina, ya sea comiendo alimentos ricos en esta sustancia o tomando suplementos.

SEMANA #18

Afirmación de la semana

Estoy tomando medidas para asegurarme de que tengo todo lo que necesito para dar la bienvenida a mi bebé.

¿Qué pasa en esta semana?

¡Llegamos a la semana número 18! Ya tu bebé mide cerca de 6.29 pulgadas y pesa aproximadamente 5 ½ onzas. ¿Sabías que ya en esta semana los rasgos faciales de tu bebé están tan bien desarrollados que puede hacer más muecas y gestos que la semana pasada? Pues así es, tu bebé continúa desarrollando sus reflejos a la misma vez que se va construyendo poco a poco. Ya se chupa el dedo y hasta bosteza dentro de tu vientre.

Su piel es trasparente y todavía sumamente delgada, y su corazón late fuerte porque todas las cavidades cardiacas del corazón están desarrolladas. La tiroides de tu bebé empieza a secretar hormonas con más eficacia, lo cual afecta su crecimiento y desarrollo.

Los cartílagos del bebé empiezan a osificarse y convertirse en hueso. El oído interno y los huesos de las piernas son de los primeros en osificarse. Ahora que los huesos del oído interno ya son funcionales y que las terminaciones nerviosas del cerebro están conectadas a los oídos, tu bebé puede escuchar más claramente. Eventualmente lo sentirás sobresaltarse gracias a estos sonidos.

En los pulmones se están formando los alvéolos, unos pequeños sacos que se encuentran al final de los bronquios y que se llenarán de aire cuando nazca. Todavía no necesita utilizar sus pulmones, porque obtiene el el oxígeno a través de la placenta y el cordón umbilical. El segundo trimestre es un periodo crucial para ese desarrollo de los pulmones.

Tus senos continuarán creciendo y secretando los líquidos protectores a través de las glándulas de tus pezones.

Durante esta semana puedes considerar empezar las clases de preparación de parto si estás interesadas en ellas. Aunque se sienta como que es demasiado temprano, estas clases usualmente duran 12 semanas y sería beneficiosos buscar información y tratar de empezarlas. Además, el tiempo extra te dará la oportunidad de relajarte y tomar estas clases sin tanta presión.

Plan de ajuste quiropráctico

Alrededor de estas semanas muchas mujeres experimentan cambios en el tamaño del pie. Usualmente el pie se hace un poco más grande, y cuando te pones los zapatos de tu tamaño original, el arco de tu pie se reduce en altura. Esto puede provocar dolor en los pies e hinchazón en los talones y los tobillos.

Gracias a la relaxina que todavía tu cuerpo está produciendo, los ligamentos y músculos en tus pies están más relajados y esparcidos, lo cual crea que tu pie sea más plano (Cano Llanos, 2021). Este cambio en el pie puede hacerte desarrollar fascitis plantar, que es una inflamación de la planta del pie que corre desde el talón hasta los dedos.

Otro cambio que pasa comúnmente es que tu pelvis crea un aumento en la curvatura de la zona baja de la columna vertebral. Esto pasa por el crecimiento del vientre y la rotación de la parte inferior de la pierna (la tibia) a medida que el centro de gravedad avanza.

Un ajuste quiropráctico te ayudará con los pies y con las extremidades inferiores. El ajuste libera la presión de los 26 huesos que tienes en los pies para tener mejor balance al caminar, ayudará a aumentar el rango de movimiento, reduce la inflamación en los pies en general y, por lo tanto, te va ayudar a mejorar la función de todo tu cuerpo.

Alimentación

Durante el segundo trimestre es posible que de vez en cuando sientas acidez estomacal o indigestión. Eso es normal por la presión de tu bebe en crecimiento sobre tu estómago. Para aliviarlo, evita los alimentos picantes, la cafeína (café o té), jugos cítricos, el tomate y el chocolate. Es importante masticar bien la comida, y comer pequeñas cantidades más a menudo.

Después de comer, espera al menos tres horas antes de acostarte para que le de tiempo a tu cuerpo de digerir la comida. Tomar agua antes de comer ayuda a la digestión, y si tienes un poco de acidez, un poquito de leche ayuda a calmar la traquea.

SEMANA #19

Afirmación de la semana

Mi bebé espera pacientemente dentro de mí, cada día más sano y fuerte.

¿Qué pasa en esta semana?

¡Seguimos progresando con tu segundo trimestre! En esta semana, tu bebé mide un poco menos de 7 pulgadas y pesa aproximadamente 7 onzas. Su piel se cubre más notablemente de lanugo y vérnix caseosa. El lanugo se une con la vérnix para que la capa se pueda adherir mejor a la piel del bebé y así protegerla. Esta combinación de vello corto y capa grasosa ayuda también a regular su temperatura y conservar agua.

Al final de esta semana, tu bebé ha formado todos sus dientes de leche y detrás tiene los permanentes. Tiene un total de 20, 10 en el maxilar superior y 10 en el inferior. Los dientes se terminan de desarrollar después del nacimiento. Los párpados continúan fusionados, pero el bebé mueve el ojo levemente en el interior.

El sistema nervioso del feto sigue desarrollándose. Se crean millones de neuronas, por lo que el cerebro del bebé es muy parecido al de los adultos. Su sistema nervioso central sigue creciendo, así que sus cinco sentidos empiezan a activarse y a funcionar.

La parte superior de tu útero se elevará aproximadamente un centímetro por semana ahora que el bebé sigue creciendo rápidamente. Para que lo puedas visualizar, tu ombligo está ahora nivelado con la parte superior de tu útero. El cartílago que sirve de base al esqueleto del feto empieza a solidificarse en algunos puntos, formando parches de hueso. Después del nacimiento, este proceso, conocido como osificación, continúa para permitir el crecimiento infantil.

Durante esta semana es posible que empieces a notar la presencia de flujo vaginal. Estas secreciones son normales, y se deben a la circulación sanguínea en la mucosa vaginal. Son un indicio de que tu cuerpo está funcionando bien y que tu embarazo está progresando exitosamente.

Plan de ajuste quiropráctico

Ahora que tu cuerpo pesa más, toda la presión se ejerce en tus piernas y pies. Hacer estiramientos de pantorrilla puede ser extremadamente beneficioso para aliviar los dolores que sientas.

1. Apóyate contra una pared u otro objeto sólido.
2. Extiende una pierna hacia atrás manteniendo el talón en el suelo.
3. Acércate a la pared para extender más la pantorrilla.

4. Mantén la posición entre 20 y 30 segundos.
5. Haz esto con cada pierna.

¡Cuidar tu cuerpo es la prioridad! Si tu cuerpo está bien, tu bebé está bien. Si estás sufriendo de calambres, el quiropráctico te puede asistir para aliviarlos. Puede estimular los nervios de la espalda baja, como el nervio ciático, y esto ayudará a reducir los calambres.

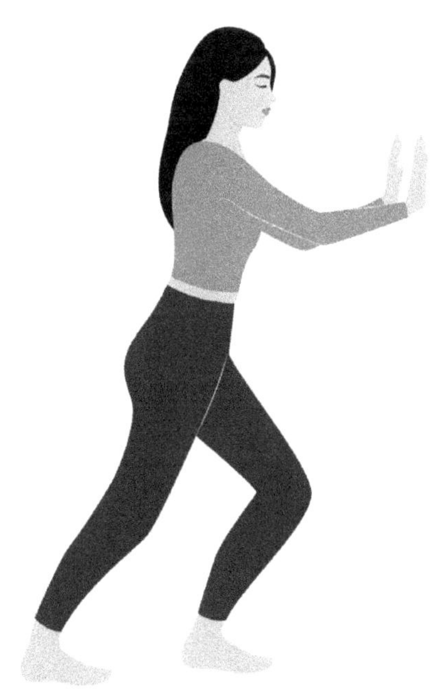

Alimentación

La Vitamina B12 tiene un papel crucial en el desarrollo fetal y solo se encuentra en alimentos de origen animal. Esta no solo es importante durante el embarazo, durante el amamantamiento también. Los alimentos que aportan la vitamina B12 son el pescado, carne roja, carne de aves, huevos, leche y otros productos lácteos. Almejas, ostras e hígado de res son algunas de las mejores fuentes de vitamina B12. Algunos cereales para el desayuno, las levaduras nutricionales y otros productos alimenticios están fortificados con vitamina B12 añadida.

SEMANA
#20

Afirmación de la semana

Libero el estrés y asimilo la serenidad.

¿Qué pasa en esta semana?

¿Puedes creer que llegaste a la semana veinte? ¡Que emoción! Tu bebé mide 7 ¾ pulgadas de longitud y pesa aproximadamente 9 onzas.

Todos sus órganos vitales están formados, aunque todavía tienen que completarse y perfeccionar su funcionamiento.

Los órganos sexuales del bebé, sean masculinos o femeninos, ya están formados y son visibles. Mientras se sigue desarrollando el sistema nervioso tu bebé sigue interactuando con sus alrededores. Ya puede detectar ciertos sabores, y empiezan a formarse vías neuronales que transmiten información sobre el dolor, la temperatura y el tacto.

Entre las semanas 18 a la 20 se pueden haber ciertas evaluaciones para establecer una fecha exacta de concepción. Una ecografía puede confirmar que los órganos y las extremidades del bebé están visibles y bien. En esta misma ecografía verás sus genitales más claramente.

El meconio, una sustancia sólida de color negro verdoso que pasa por el intestino y está formada por desechos del líquido amniótico que se ha tragado, se encuentra en pequeñas cantidades dentro de su cuerpo. Durante esta semana su esfínter anal empieza a funcionar.

Esta semana hablaremos de la hipertensión inducida por el embarazo (HIE). La HIE es un tipo de hipertensión arterial que se presenta después de 20 semanas de embarazo en algunas mujeres. No tienes que ser hipertensa antes del embarazo para experimentar la HIE.

Las mujeres menores de 20 años o mayores de 40 con antecedentes de hipertensión gestacional, diabetes, trastornos del sistema inmunológico, enfermedades renales o que esperan varios bebés están en mayor riesgo de desarrollar hipertensión durante el embarazo.

La hipertensión da paso a la preeclampsia naturalmente. En la preeclampsia hay tres síntomas principales: tensión arterial elevada (por encima de 140/90 mm Hg), presencia de proteínas en la orina y edema (hinchazón causada por la retención de líquidos). En los casos graves, las mujeres pueden sufrir eclampsia, que implica convulsiones, y síndrome HELLP, que incluye cambios físicos como la descomposición de los glóbulos rojos, alteraciones hepáticas y disminución de las plaquetas.

La preeclampsia es preocupante, porque puede impedir el flujo sanguíneo de varios sistemas orgánicos y puede provocar desprendimiento de la placenta, crecimiento fetal deficiente, convulsiones y hasta la muerte si no se trata. En algunos casos, puede ser necesario adelantar el parto para garantizar la seguridad del bebé.

Los síntomas habituales de la preeclampsia son aumento de la tensión arterial, presencia de proteínas en la orina, edema, aumento repentino de peso, cambios en la vista, náuseas y vómitos, dolor abdominal superior derecho y cambios en las pruebas de función hepática o renal.

La hipertensión durante el embarazo puede afectar al bebé causando bajo peso al nacer, parto prematuro o inducción del parto antes de llegar a término.

Sin embargo, si se controla la tensión arterial durante el embarazo, la mayoría de las personas tienen un parto seguro y sano. Para prevenir la hipertensión durante el embarazo, se sugiere mantener un peso saludable, seguir una dieta sana, hacer ejercicio con regularidad, evitar el tabaco y el alcohol y descansar mucho.

Si notas varios de estos síntomas, ve al médico, ya que una intervención temprana es crucial para controlar la hipertensión (*American Pregnancy Association*, 2021, July 16).

Plan de ajuste quiropráctico

Además de recibir ajustes quiroprácticos, puedes empezar a practicar yoga durante esta semana. Practicar algunos minutos de yoga al día, o simplemente hacer estiramientos, es una muy buena manera de mantenerte activa mientras tu cuerpo continúa cambiando. Algunas poses populares que puedes intentar en casa son:

Postura de la vaca y gato: Este estiramiento para la espalda y el vientre te ayuda a practicar la inclinación de la pelvis. Empiezas esta postura posicionándote sobre las manos y las rodillas en tu matre de yoga o tu superficie suave. Vas a poner las manos paralelas a tus hombros, manteniendo la columna recta. Al inhalar vas a extender la columna hacia arriba, como un si fueras un gato. Al exhalar vas a suavemente invertir el movimiento, llevando la pelvis y el abdomen hacia abajo. Complementa tu movimiento con la mirada. Si estás en «gato», mira hacia abajo. Si estás en «vaca», mira hacia arriba.

Postura del zapatero: Utiliza esta postura sumamente beneficiosa para los muslos si necesitas relajarte y estirarte.

Siéntate en el piso con los pies juntos y las rodillas hacia los lados, como en posición de mariposa. Puedes apoyar las manos en los pies y presionar hacia dentro. Para que sea mas cómodo, puedes usar bloques de yoga o libros posicionados debajo de cada rodilla para que te sean de apoyo al reclinarlas a los lados. No te esfuerces demasiado porque tu cuerpo puede moverse de forma diferente durante el embarazo.

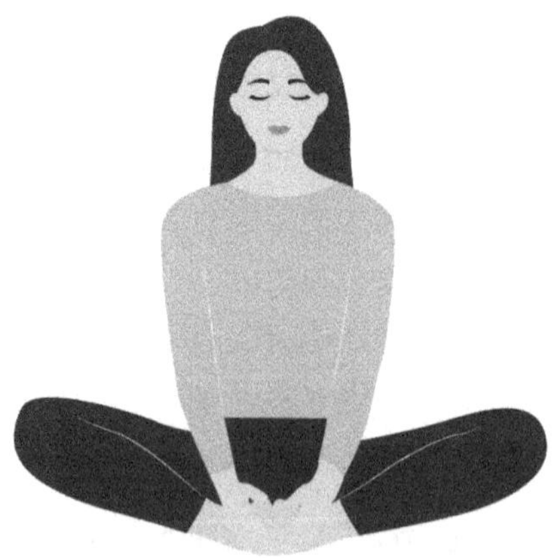

La postura de la paloma es otro estiramiento excelente.

Una vez estés en la posición del zapatero, gira un lado lentamente hasta estirar una de tus pierna, de forma que la planta de tu pie esté hacia arriba. En esta posición, la planta de tu pie contrario debe estar tocando el muslo de la pierna que tienes estirada, cerca de tu cadera.

Utiliza tus manos para ayudarte con el peso de tu cuerpo y pon tu espalda derecha. Sentirás un estirón en varias partes. Recuerda hacer este mismo estiramiento con el otro lado y la otra pierna.

Si esta pose te molesta demasiado, sal de ella lentamente trayendo la pierna estirada a su posición original.

Alimentación

Esta semana volvemos a hablar del hierro. Este nutriente es importantísimo durante los momentos en los que la hemoglobina baja. Puedes integrar el hierro a tu dieta para beneficiar tus células sanguíneas y las de tu bebé.

Las células sanguíneas necesitan hierro para transportar oxigeno a ambos cuerpos. También el consumo de hierro contribuye a la función cognitiva normal de su bebé. Lo puedes consumir en carne bien cocida, garbanzos, habichuelas, lentejas, cereales integrales como el pan integral o cereales fortificados con hierro, frutas secas como las ciruelas, pasas, y huevos.

SEMANA

#21

Afirmación de la semana

Mi bebé puede sentir cuánto lo amo.

¿Qué pasa en esta semana?

¡Hemos llegado a la mitad del embarazo!

Tu bebé mide entre 7 y 8 ½ pulgadas y pesa de 9 a 12 onzas. Aunque aumente de tamaño, todavía tiene espacio para moverse dentro de tu vientre, así que lo sentirás moverse más y más. Durante esta semana está empezando a absorber cantidades pequeñas de azúcar que se almacenan en el líquido amniótico durante el día. Su sistema digestivo ya está bastante desarrollado, así que puede procesar esa azúcar. Aunque esto suceda naturalmente, la fuente principal de nutrientes y oxígeno es la placenta. El bebé consume esta azúcar en forma de práctica, para que su sistema sepa qué hacer una vez nazca y no dependa de la placenta.

Mientras tanto, tu bebé continúa desarrollando sus reflejos y chupándose el dedo. Aunque su piel todavía es fina, ya tiene dos capas y va tornándose color rosa. También sigue almacenando grasa para protegerse una vez esté afuera. Los pliegues de las palmas de sus manos son visibles.

Si es niña, durante esta semana empezará a formar su vagina. Si es niño, los testículos descenderán hacia el escroto. Ambas partes continuarán madurando hasta las últimas semanas del embarazo.

Al llegar a esta parte del proceso, es importante centrarse en el auto cuidado y en ejercicios que ayuden a preparar el cuerpo para el parto.

Plan de ajuste quiropráctico

Además de verte con el quiropráctico, sugiero que hagas sentadillas en casa. Las sentadillas son un buen ejercicio para añadir a la rutina del embarazo, ya que pueden ayudar a fortalecer las piernas y los glúteos, mejorar la movilidad de la parte inferior del cuerpo y preparar el cuerpo para el parto. Es importante que hagas las sentadillas correctamente para que evites sobrecargar tus ligamentos y las articulaciones.

Te recomiendo que pruebes la secuencia centrada en sentadillas elaborada por la experta en bienestar, Jennifer Forrester, diseñada específicamente para el segundo trimestre del embarazo.

Para hacer este ejercicio, empieza poniéndote en cuclillas, o «eñangotándote», hasta que las caderas estén casi paralelas al piso. Mantén la posición un momento y luego sube y baja unos centímetros dos veces. Durante este movimiento, toda la planta de tu pie debe estar tocando el piso. Vuelve a la posición de cuclillas y repite. Es importante escuchar a tu cuerpo y parar si sientes algún dolor o molestia.

Alimentación

Saber qué alimentos evitar es tan importante como saber qué comer durante el embarazo. Debes evitar el atún patudo (*bigeye tuna*), caballa real (*king mackerel*), pez espada (*marlin*), pez reloj anaranjado (*orange roughy fish*), tiburón o blanquillo (*tilefish*), porque tienen un alto contenido de mercurio. Igual, evita pescados y carnes crudas o semicrudas. Siempre recuerda que debes evitar el consumo de alcohol durante tu embarazo, porque cruza la barrera de la placenta y puede afectar el desarrollo de tu bebé.

SEMANA

#22

Afirmación de la semana

Mi cuerpo está totalmente preparado para traer a mi bebé al mundo.

¿Qué pasa en esta semana?

¿Estás sintiendo a tu bebé moverse más de la cuenta? ¡Es normal! Durante esta semana, tu bebé estará haciendo movimientos más complejos mientras su sistema nervioso madura y sus músculos se fortalecen.

En esta semana tu bebé mide de 8 a 10 pulgadas, y pesa más o menos de 11 a 14 onzas. Está desarrollando los sentidos del gusto y el tacto. Su lengua está desarrollando papilas gustativas, y su cerebro y las terminaciones nerviosas se han desarrollado lo suficiente como para procesar el tacto. Es posible que tu bebé ponga a prueba el sentido del tacto por medio de tocarse la cara o tocarse el cuerpo. Además, el aparato reproductor, sea niño o niña, sigue evolucionando.

Esta semana tu bebé experimenta con desarrollar un patrón de actividad y sueño. Sin embargo, sus párpados están pegados y los ojos todavía no los puede abrir.

En comparación con el primer y el tercer trimestre, muchas mujeres confirman que dormir durante el segundo trimestre es mucho más fácil. Las náuseas mañaneras y el dolor en los pechos van a disminuir a medida que se estabilicen los niveles hormonales de tu cuerpo. Además, tu útero está ahora más alejado de la vejiga, lo que significa menos viajes al baño.

Sin embargo, es posible que durante este trimestre empieces a sentir calambres en las piernas, sueños intensos, vueltas en la cama y sed extrema que interrumpe el sueño. Durante este trimestre también puede aparecer o aumentar el apnea del sueño y la presencia de ronquidos al dormir. Esto sucede porque la barriga se expande y las fosas nasales se congestionan. Es importante hacer del sueño una prioridad durante el segundo trimestre. Tu pareja y tú necesitan descansar lo más posible antes de tener al bebé.

Busca qué posición es más cómoda para ti y ajusta tus horas de sueño. Esto te ayudará a controlar el insomnio y te facilitará quedarte dormida con más facilidad. Utiliza almohadas de cuerpo para que puedas estar de lado y acomoda tu lado de la cama como mejor se sienta para ti.

Trata de no mirar el teléfono inmediatamente antes de cerrar los ojos e inmediatamente al abrirlos. Todo esto afecta el ciclo del sueño. Reduce los ruidos, las luces y todo lo que pueda estar manteniéndote despierta. Dormir del lado izquierdo es lo más recomendable durante el embarazo, para que tu bebé pueda continuar recibiendo un flujo sanguíneo sin obstrucciones.

Plan de ajuste quiropráctico

¿Sabías que hasta los pensamientos podrían influenciar nuestra alineación?

Todo en nuestro cuerpo se conecta. Cuando una parte sufre, alguna otra parte en tu cuerpo sufrirá también. El estrés, la tristeza, el peso de algún trauma que hayas vivido, todo eso se refleja en la salud de tus nervios y tus músculos.

El embarazo es un proceso largo y sumamente emocional. Es un periodo de emoción y amor pero también de estrés y planificación. Es normal que tengas muchas emociones grandes y que eso resulte en dolores de espalda, cadera, espasmos y otras aflicciones.

El ajuste semanal que sugiero también te ayudará en tu proceso emocional. Cuando tus nervios y tus músculos están bien, te sentirás más apta para relajarte y pensar claramente. ¡Cuidar de tu cuerpo físico es también cuidar de tu salud mental!

Alimentación

¿Puedes tomar café? Se recomienda limitar el consumo de cafeína a alrededor de 200mg por día (aproximadamente dos tazas de 8 onzas cada una, dependiendo de qué tan cargadito u oscurito te guste el café). Importante, recuerda que el chocolate y el té también contienen cafeína.

SEMANA

#23

Afirmación de la semana

Viviré mi embarazo día a día, y estoy agradecida por la oportunidad de formar una conexión más profunda con mi bebé mientras atravieso esta experiencia.

¿Qué pasa en esta semana?

¡Tu segundo trimestre progresa! Y así mismo progresa el desarrollo de tu bebé, que mide alrededor de 11 a 14 pulgadas y ya finalmente pesa una libra. Durante esta semana su piel y su sistema respiratorio son los protagonistas. La piel está muy arrugada, cubierta de pelos finos de lanugo y vérnix graso que actúan como aislantes y protegen al feto en su medio acuático.

El vello del bebé se continúa oscureciendo y ahora sus pestañas son visibles. Ya se pueden ver las puntas de las uñas en sus dedos. En sus pulmones pueden verse pequeños vasos sanguíneos.

Para permitir el intercambio de gases durante el nacimiento, la pared que separa estos capilares de los futuros sacos aéreos se va adelgazando. Los neumocitos, las células especializadas del revestimiento pulmonar, también se están desarrollando. El surfactante, una sustancia química producida por estas células, disminuye la tensión superficial permitiendo que los sacos diminutos de aire se inflen más fácilmente luego del nacimiento.

Mientras tu cuerpo sigue cambiando y tu piel se sigue estirando, continúa hidratando tu piel con cremas basadas en cacao y tomando mucha agua. Esto ayuda a la elasticidad de la piel. Durante esta semana, tus senos se empiezan a sentir más pesados y sensitivos. Esto significa que ya se están preparando para la lactancia.

Plan de ajuste quiropráctico

Mi recomendación quiropráctica para esta semana es un estiramiento estático para aumentar la comodidad y preparar la pelvis para que se abra mas fácilmente cuando sea necesario. Esto es un estiramiento para agrandar y suavizar la pelvis al estirar los músculos pélvicos durante un corto tiempo.

Puedes hacer esta técnica sola, pero con asistencia aseguras que las caderas y los hombros estén bien alineados.

Primero acuéstate sobre el lado que te sientas mas cómoda, pero debes hacer el ejercicio en ambos lados para que tengas el balance adecuado en el suelo pélvico. Utiliza una superficie suave y del largo de tu altura. Puede ser el borde de un sofá, una cama o una mesa pesada.

Tu postura debe estar alineada con una almohada, no inclinada. Si tienes ayuda, la persona se para frente a ti y lleva la pierna o cadera en el lado superior hacia al frente, contra el borde. Si lo estas haciendo sola, ten algo de lo que te puedas agarrar, como una mesa o silla, frente a ti. Rota la cadera superior dos pulgadas hacia el borde, dejando que la pierna cuelgue.

Tu ayudante te pone presión en la parte de frente y superior de la cadera velando que no te rotes ni te inclines hacia al frente después de que tu pierna cuelgue. Mientras mantiene la presión en la cadera, endereza la pierna que queda inferior. Espera de dos a tres minutos hasta que la pierna este relajada colgando abajo. Al finalizar, te levantas lentamente y caminas en linea recta.

Si lo vas a hacer sola, sigue estos consejos:

Acuéstate de lado en la esquina de un sofá. Ten al frente una mesa o silla pesada donde te puedas agarrar, y una almohada para soporte cervical (para que no te quede el cuello inclinado). Tan pronto te acuestes de lado, estira la pierna que queda inferior. Los hombros deben de estar alineados uno encima del otro agarrándote de la una mesa o silla pesada y estable.

Lentamente eleva la pierna superior hacia al frente y deja que cuelgue. Mantén la pierna inferior estirada y respira, dejando tu barriga relajada. Puedes quedarte en esta posición uno a dos minutos, y si estás más avanzada en tus ejercicios, puedes mantenerlo por dos minutos y medio (2.5). Puedes repetirlo de dos veces en semana hasta cuantas veces quieras para que el bebé tenga espacio para posicionarse.

Si el bebé está sentado en la pelvis (*breech*) después de la semana 30-32, haz este estiramiento todos los días. La prevención es siempre la clave, así que comienza ahora a hacer estos estiramientos dos veces a la semana.

Este ejercicio, llamado el *Side-Lying Release*, permite más movilidad pélvica, liberación de espasmos musculares para un sueño más reparador y disminuye el dolor de cadera, espalda o pélvico durante el embarazo. Ayuda a prevenir desbalance en el suelo pélvico, que puede retorcer el cuello uterino inferior y llevar al bebé a cambiar a una posición incorrecta.

Alimentación

Aunque ya pasamos la etapa fuerte de los problemas gastrointestinales, todavía es importante consumir fibra para prevenir problemas como el estreñimiento y, eventualmente, las hemorroides. Las hemorroides son comunes durante el embarazo, porque el útero dilatado ejerce presión adicional en la vena grande (vena cava inferior) que drena las venas del intestino grueso. El estreñimiento hace que las evacuaciones sean menos frecuentes y más dificultosas. Recuerda que los cereales integrales, los vegetales y las frutas contienen altos niveles de fibra y son carbohidratos que, al integrarlos a tu dieta, también proveen energía.

SEMANA

#24

Afirmación de la semana

Yo soy resistente, fuerte y valiente, y mi bebé también.

¿Qué pasa en esta semana?

Cada semana nos acercamos más a conocer tu bebé. ¡Ya estás en tu semana número 24!

El bebé ahora mide aproximadamente de 11 a 12 ½ pulgadas y pesa 1¼ a 1½ libras. Está produciendo glóbulos blancos que le ayudarán a defenderse de enfermedades e infecciones una vez nazca. Gracias a que ya tiene el oído interno desarrollado, su equilibrio corporal está empezando a regularse. Esto permite que perciba que está adentro de un saco amniótico. Su visión y su actividad cerebral son cada días más funcionales, y su memoria sigue madurando.

Si llegara a pasar algo que cause la interrupción de tu embarazo, a partir de esta semana es cuando más probabilidades de supervivencia tiene tu bebé, y esas probabilidades aumentan según pasan las semanas de ahora en adelante.

¿Ya fuiste de compras? Alrededor de esta etapa es cuando más apretada te va a quedar la ropa, y es recomendable que compres ropa de maternidad para estar más cómoda. Puedes ponerte camisas más grandes, pantalones con elástico cómodo, trajes y faldas. ¡Compra lo que te haga sentir bella y empoderada!

Cuando vayas de compras, ten en cuenta que tu barriga continuará creciendo con las semanas, así que compra pocas piezas de ropa a la vez para poder estirar el dinero para la ropa. Te aconsejo que además de verificar ropa de maternidad, verifiques ropa normal pero en tallas más grandes también. Eso te da más opciones y muchas veces es menos costosa.

Mientras compras ropa, no olvides los zapatos. Como tu pie creció un poco en tamaño, está bien que compres unos zapatos nuevos que te queden cómodos y que puedas dedicar a estos meses. Evita los tacones lo más posible, pero si los quieres usar o es requerimiento de trabajo, puedes usar los más bajos y cómodos que encuentres. En algunos casos el tamaño de zapato cambia permanentemente durante el embarazo, pero no lo sabrás hasta dar a luz y pasar unas semanas postparto.

Gózate esta búsqueda de ropa y calzados. Es una oportunidad para ponerte ropa nueva, tal vez tratar colores que nunca te has puesto o modas que nunca has intentado. Este es tu momento, ¡diviértete!

Plan de ajuste quiropráctico

A veces, aunque una quiera estar al día con todas las rutinas y las cosas que hay que hacer para mantener la salud, es difícil convencer al cuerpo de moverse. Para esos días, utiliza algunos de los estiramientos que mencionamos a través de este libro y hazlos en tu tiempo libre. De esa forma cumples con mover tu cuerpo y continuar cuidando de tu pelvis mientras te tomas un descanso del ajetreo de la vida.

¿Recuerdas el ejercicio de la mariposa? Ese estiramiento me gusta mucho para expandir la zona y colocar correctamente la cabeza del bebé es el estiramiento de mariposa. Recordemos que te sientas en el piso con las rodillas dobladas y las plantas de los pies tocándose. Una vez estés en posición, aletea suavemente las piernas, como una mariposa. También puedes aguantarte los pies, pero solo si no causa molestia ni dolor.

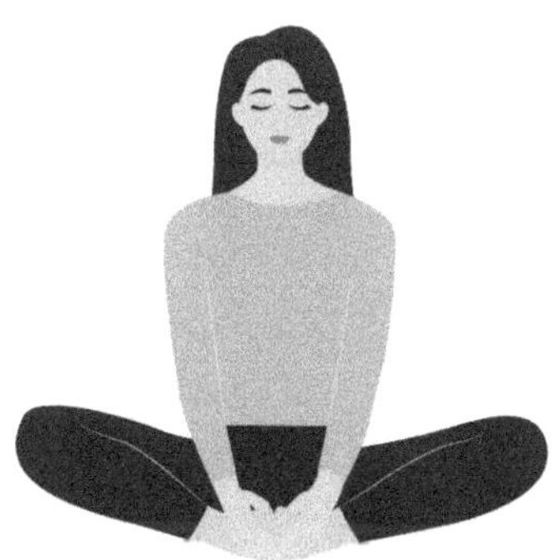

Este ejercicio, aunque sea simple, te ayudará a continuar moviendo tu pelvis para beneficiar la posición de tu bebé y su pasaje hacia afuera de tu cuerpo.

Alimentación

¡Ya casi estás fuera del segundo trimestre! En algún punto entre la semana 24 a la 28 es que te hacen las pruebas para detectar la diabetes gestacional. Este es un buen momento para tocar el tema con tu doctor, y revisar los alimentos y líquidos que estás consumiendo.

SEMANA #25

Afirmación de la semana

Sé que nuestro vínculo ya comenzó, incluso antes de que nazca mi bebé.

¿Qué pasa en esta semana?

¡Una semana más cerca de la meta! Vas por un camino excelente, y todo va a salir bien. Tu bebé puede medir hasta 13 pulgadas y pesa de 1½ a 1¾ libras.

En la semana 25 el cerebro de tu bebé continúa su arduo desarrollo y va formando conexiones nuevas a través de sus vías nerviosas. Algunas de estas vías reciben datos sensoriales del cuerpo, y otras transmiten órdenes para regular movimientos intencionados e involuntarios. Incluso, tu bebé produce 100,000 neuronas por minuto. Entre esta semana 25 a la 28, tu bebé comienza a manipular sus párpados, y ahora, si abre o cierra los ojos, lo hace conscientemente. También mueve su lengua y continúa acumulando grasa, aunque su piel se vea arrugada y frágil.

Como vimos durante las pasadas semanas, el bebé desarrolló la habilidad de escuchar lo que está pasando dentro y fuera de tu cuerpo. Ya está acostumbrado a estos sonidos y no le sorprenden tanto como al principio. Su habilidad de escuchar, junto a su cerebro que sigue madurando y creciendo, significa que es un buen momento para empezar a hablarle.

Tu bebé ya puede distinguir tu voz, y mientras más le hables, más fuerte será el vínculo entre ustedes. No tienes que decirle nada específico, puedes hablarle de tu día, leerle un libro o cantarle tu canción favorita. No es lo que digas, sino la voz con la que lo dices. De esta misma forma, tu pareja puede hablarle y pasar por el mismo proceso. Los bebés disfrutan de que sus padres les hablen, y según varios estudios, al nacer recordarán sus voces (Webb et al, 2015; Hearing in the Womb - Lozier Institute, 2023; Arrones, 2020).

A partir de esta semana es posible que sientas contracciones ocasionales, también conocidas como Braxton-Hicks. Estas son una etapa normal del embarazo, donde sientes tu barriga tensarse y contraerse, pero no son contracciones que resultan en un parto. Las contracciones Braxton-Hicks se consideran beneficiosas para tu útero, ya que aunque no provocan parto, si contribuyen al ablandamiento del cérvix (Raines & Cooper, 2023).

Sin embargo, es importante que si sientes contracciones persistentes o más de seis contracciones por hora durante un tiempo prolongado, llames a tu médico y sigas sus instrucciones. Igualmente, si sentiste contracciones Braxton-Hicks y se detienen de improvisto, también comunícate con tu médico.

Un cambio muy curioso por el que pasa el cuerpo de una madre es que su centro de gravedad naturalmente cambia y se ajusta. Se echa un poco para al frente para poder caminar con facilidad a medida que la barriga crece y el embarazo progresa. Esto nos debe impulsar a cuidar de la postura.

Plan de ajuste quiropráctico

La parte superior de tu útero continúa creciendo, así que es importante que hagas tus estiramientos al despertar y antes de dormir. Sigue visitando a tu quiropráctico una vez en semana para continuar apoyando tu columna vertebral. Aunque no lo sientas activamente, tu columna está pasando por muchas transiciones y el aumento de la curvatura lumbar puede ser doloroso. Acompaña los ajustes con mucho descanso y comodidad. Al dormir, utiliza tu almohada de embarazada. Además de ser cómoda, le da apoyo al sacro y mantiene la pelvis alineada cuando la utilizas entremedio de las piernas.

Alimentación

Si te está dando indigestión frecuente, para de comer al menos tres horas antes de dormir. Es normal, porque tu bebé está ocupando el espacio en donde estaba tu estómago. Continúa comiendo varias porciones pequeñas a través del día y come saludable. Luego de comer, mantén una postura derecha y te sentirás mejor.

¿Cómo vamos con la vitamina D? La deficiencia de esta vitamina se relaciona con la resistencia a la insulina, al igual que la falta de magnesio.

SEMANA #26

Afirmación de la semana

Cada día que pasa estoy más cerca de conocer a mi bebé por primera vez.

¿Qué pasa en esta semana?

Estás en la última semana de tu segundo trimestre. ¡Celebremos tu embarazo! Cada semana que pasa es un logro y una meta cumplida. ¡Sigue, vas bien!

Tu bebé ya pesa 2 libras y mide de 12 a 13.38 pulgadas. ¡Se está preparando para el parto! Su piel se hace más opaca con el tiempo, aunque se pueda ver un poco traslúcida. Para esta semana, todas las partes que forman los ojos de tu bebé ya crecieron.

Ahora que está un poco más maduro, tu bebé va creando rutinas. Pasará mucho tiempo dormido, pero cuando se levante estará activo y lo sentirás moviéndose bastante. En este momento, los cinco sentidos del bebé ya están desarrollados, y no solo te escucha, sino que saborea el líquido amniótico, toca sus alrededores, huele y puede abrir los ojos.

Los nervios de los oídos siguen madurando y permiten que el bebé pueda responder de manera más consistente a los sonidos. Además, continúa afinando sus reflejos y músculos, moviéndose mejor cada día.

De esta semana en adelante hasta que termines tu embarazo, tu abdomen y barriga crecerán 0.5 centímetros semanalmente. Es posible que te sientas más pesada, pero aún así, recuerda continuar haciendo ejercicios de bajo impacto. Tu bebé y tu cuerpo dependen de tu salud y de que estés fortalecida y bien descansada. Tu rutina de movimiento diario es igual de importante que tomar mucha agua y dormir lo suficiente. Además, todo esto te ayuda a controlar el estrés. Sigue caminando, haciendo yoga, practicando natación y tus estiramientos en casa. ¡Tú puedes!

Si aún no lo has hecho, es buena idea empezar a buscar seguros y planes médicos que cubran a tu bebé. Cada compañía es diferente y tienen diferentes coberturas, así que nunca es muy temprano para evaluar cuál seria beneficiosa para tu familia. Pregunta siempre qué servicios cubren, y guarda toda la información en un sitio accesible para cuando la necesites. ¡No esperes a que el bebé nazca para hacer esto! Tú y tu pareja van a tener las manos demasiado llenas para hacer esos procesos tediosos una vez el bebé llegue. Empezar a hacer estos trámites te ahorrará un dolor de cabeza a la larga.

Plan de ajuste quiropráctico

Durante esta semana recibirás solo un ajuste quiropráctico, y a partir del tercer trimestre puedes recibir dos ajustes semanales. Puedes continuar con tu rutina de ejercicio de bajo impacto y con estiramientos por la mañana y por la noche. ¡Te felicito! Cada día estas más cerca de conocer a tu bebé.

Alimentación

En esta última semana de tu segundo trimestre tu nutrición sigue siendo la prioridad. Aquí te dejo una lista de alimentos que te harán bien y sus beneficios.

1. **Huevos**: Son una proteína prenatal fácil de cocinar que también es una gran fuente de ácido fólico y hierro.
2. **Batatas mameyas**: Están llenas de fibra nutritiva, vitamina B6 y potasio.
3. **Nueces**: Contienen omega 3
4. **Habichuelas y lentejas**: Son ricas en proteína, hierro, acido folico y calcio
5. **Carne**: La carne es rica en vitamina B y hierro, pero procura solo comer una porción diaria.
6. **Chinas o naranjas**: Tienen ácido folico, potasio y vitamina C.
7. **Yogur griego**: Contiene dos veces la proteína que un yogur regular. Es una gran fuente de probióticos, vitamina B, fósforo y calcio para ayudar a tu bebé a desarrollar un esqueleto saludable.
8. **Avena**: Está llena de carbohidratos complejos que te dan energía y ayuda a controlar el apetito.
9. **Vegetales verdes**: El brócoli, col rizada (kale), acelga (swiss chard) y las espinacas están llenas de vitamina

A, C, E y K que fomentan el crecimiento de la piel, los huesos, los ojos y las células de tu bebé.

10. **Salmón**: Es una gran fuente de proteínas, vitamina D y omega 3 para ayudar en el desarrollo neuronal del bebé.

TERCER TRIMESTRE: *la recta final*

Tercer trimestre: la recta final

¡Enhorabuena, mamá! Llegaste al tercer trimestre del embarazo y estás a pocas semanas de conocer a tu bebé. Es un momento de emoción y expectativa, ya que estás tan cerca de la meta.

Aunque parezca que tu bebé ya ha terminado de crecer, el tercer trimestre es una época de increíble crecimiento y desarrollo, y es cuando más tu cuerpo se esfuerza por cuidarlo y mantenerlo. A medida que el bebé crece y se vuelve más activo, es posible que te sientas más incómoda y experimentes nuevos síntomas.

Como quiropráctica, trabajo con muchas mujeres embarazadas durante su tercer trimestre, ayudándolas a controlar sus síntomas y a prepararse para un parto seguro y saludable a través de ajustes y tratamientos. Estoy aquí para guiarte a través de este tramo final de tu embarazo proporcionándote el conocimiento, las herramientas y el apoyo que necesitas para tener un parto y alumbramiento saludables.

Exploraremos algunos de los cambios y desafíos comunes que las mujeres experimentan durante este último trimestre, desde el dolor de espalda y la acidez estomacal hasta la hinchazón y la dificultad para dormir. A continuación, nos sumergiremos en algunos consejos prácticos y ejercicios para mantenerte cómoda y saludable, incluyendo ajustes quiroprácticos, yoga prenatal, y una nutrición adecuada. Nos centraremos en el uso de métodos naturales, seguros y eficaces para apoyar tu cuerpo y a tu bebé durante este momento crucial.

Hablaremos de la importancia de tener un plan de parto y la preparación de una maleta de hospital. También, exploraremos algunos de los aspectos emocionales y psicológicos del tercer trimestre, como la preparación para la montaña rusa emocional del parto y la adaptación a la vida como madre.

Este libro está diseñado para proporcionarte la información y el apoyo que necesitas para afrontar el tercer trimestre con confianza y elegancia, seas madre primeriza o una experta. Respira hondo, relájate, cuida de tu cuerpo y prepárate para el parto y dar la bienvenida al mundo a tu bebé.

Sin importar si quieres dar a luz en casa o en el hospital, estoy aquí para darte todas las herramientas y el conocimiento que necesitas para tener una experiencia de parto positiva.

SEMANA #27

Afirmación de la semana

Elijo centrarme en la alegría y la emoción de este último trimestre, incluso en los momentos de incomodidad o incertidumbre.

¿Qué pasa en esta semana?

¡Bienvenida a la primera semana de tu tercer trimestre! Es el mejor momento para darle gracias a tu cuerpo por recorrer todo este camino y continuar siendo el lugar perfecto para tu bebé. Las semanas progresan y tú también, mamá.

Tu bebé mide de 12 a 13 ¾ pulgadas de largo y pesa 2¼ libras. Su cerebro se sigue desarrollando junto con el resto de sus sistemas y órganos. Sus pulmones están más desarrollados, pero no completamente funcionales. Mientras maduran, es posible que sientas que le da mucho hipo al bebé – eso también es parte del proceso. Aunque el crecimiento vaya bajando de velocidad, todo lo que hace el bebé en tu vientre está calculado y crecerá al ritmo que necesite.

Plan de ajuste quiropráctico

Como tu cuerpo pesa más cada día, es posible que empieces a sentir calambres en las piernas, dolores en la ciática y dolores en la espalda baja. Puedes visitar a tu quiropráctico dos veces en semana para atender los dolores y las incomodidades. Nosotros usamos ajustes y manipulaciones específicas para liberar toda esa molestia.

Si tienes inquietud en las piernas, utiliza tu tiempo para ejercitarte, dar un paseo a pie en alguna ruta que gustes caminar o una pista. Camina a tu tiempo, sin prisa, y tómate este momento para conectar con cómo se siente tu cuerpo y lo que necesita. Suena increíble, pero también se puede meditar mientras mueves tu cuerpo.

Alimentación

¿Sabías que tu bebé está aprendiendo de sabores contigo? Los sabores de la dieta de la mamá durante el embarazo se transmiten al líquido amniótico y el feto los traga, por lo que los bebés pueden experimentar los tipos de alimentos que consume mamá durante el embarazo, antes de su primera exposición a los alimentos sólidos. Así que si a ti te encantan los encurtidos (*pickles*), ¡a lo mejor a tu bebé también!.

SEMANA #28

Afirmación de la semana

Estoy asombrada de lo mucho que ha crecido y se ha desarrollado mi bebé, y agradezco cada pequeño movimiento y patadita.

¿Qué pasa en esta semana?

A medida que tu bebé y tu embarazo continúan madurando van surgiendo cambios, ¡abraza cada uno de ellos! Cada cambio simboliza tu cuerpo haciendo lo que necesita hacer para hacer este embarazo posible.

A las 28 semanas tu bebé pesa alrededor de 2 ½ libras, y mide aproximadamente de 13 a 14 ¼ pulgadas. Gran parte de este peso añadido viene de las capas de grasa que está acumulando. También continúa desarrollando pestañas junto con el resto del vello cortito que crece por su cuerpo. El cerebro del bebé se sigue desarrollando y crea surcos y grietas en la superficie, abandonando la textura lisa. Su activad cerebral aumenta y se continúa complicando.

Tu útero siempre va a ser el mejor lugar para tu bebé desarrollarse, pero mientras más pasan las semanas, más seguro está tu bebé en caso de que se tenga que dar un parto prematuro.

¿Recuerdas que hablamos sobre los riesgos si tu tipo de sangre es Rh negativo? Esta es la semana en la que tu médico puede decidir inyectar el RhoGAM. Es algo que de seguro discutieron al principio, cuando surgió la situación. Si este es tu caso, tranquila, confía en los profesionales de salud que te apoyan.

Plan de ajuste quiropráctico

Si estás trabajando en un escritorio durante tu embarazo, es posible que tu cabeza se incline naturalmente por estar mirando la computadora o el celular hacia al frente y abajo en muchas ocasiones.

Puede que el mantener estas posiciones constantemente cause un desajuste o que la pelvis se salga de sitio por los músculos que se flexionan al mantener estas posturas.

Durante tu ajuste, menciónale a tu quiropráctico cómo te sientas en el trabajo, sin importar cuál sea, para que te pueda orientar sobre cómo mantener una buena postura.

Alimentación

Hablemos sobre el azúcar: el consumo excesivo de azúcar durante tu embarazo puede provocar un aumento excesivo de peso y que bebé sea demasiado grande. Los productos altos en azúcar desplazan los alimentos saludables y, de hecho, puede configurar el cerebro de bebé para que prefiera alimentos dulces más adelante en la vida. Así que, ¡ten cuidado con el azúcar!

SEMANA #29

Afirmación de la semana

Mi bebé y yo estamos conectados y en armonía, y trabajaremos juntos para dar a luz en paz y con alegría.

¿Qué pasa en esta semana?

¡Bienvenida a esta maravillosa semana 29 de tu embarazo! Tu bebé ya pesa 2 ¾ libras y mide aproximadamente 14 ½ pulgadas. Como sigue creciendo, tiene menos espacio para moverse como antes, y eso es normal. Es probable que adopte una posición de cabeza hacia abajo, lo que significa que vas a sentir más movimiento en la parte superior del útero en lugar de las patadas y movimientos reactivos que sentías hace unas semanas.

Tu bebé produce ahora alrededor de 36 onzas, o medio litro, de orina diariamente, y esta orina constituye una parte importante del líquido amniótico. Durante este periodo, el esqueleto de tu bebé también sigue endureciéndose, así que continúa tomando calcio y manteniendo el calcio en tu dieta.

Tu bebé aprende mientras percibe tus hábitos, y ya va desarrollando un ciclo regular de sueño y vigilia. Ambos desarrollaran una rutina que solo ustedes conocen y entienden. No hay nada más especial que eso, una vía personal e intima con tu bebé, donde ambos se sincronizan porque se acostumbran uno al otro.

Alrededor de las 29 semanas es posible que tus senos comiencen a secretar calostro, que es la primera leche que sale del pecho. Es rica en anticuerpos y sirve como el alimento inicial perfecto para tu bebé. Si sientes pérdida de calostro, puedes ponerte toallitas suaves en la camisa. Sin embargo, es normal que no veas calostro hasta después del parto. Que pierdas calostro temprano, o que nunca lo veas antes del parto, no significa que no puedas amamantar.

Es normal que durante esta etapa vuelva el estreñimiento. Para tratarlo de raíz y no tener que depender de remedios farmacéuticos que son temporeros, recomiendo beber mucha agua antes de comer para ayudar la digestión y mover el cuerpo.

Plan de ajuste quiropráctico

Para aliviar el estreñimiento puedes dar una caminata o hacer sentadillas para estimular los músculos y que tus intestinos entren en actividad.

Un buen ajuste quiropráctico en los puntos correctos pueden estimularte para aliviar el estreñimiento. Con el cuidado quiropráctico no hay efectos secundarios no deseados, y es una solución a largo plazo para el alivio del estreñimiento.

Una vez se empieza a tratar el estreñimiento con la quiropráctica, el área afectada empieza a reaccionar positivamente de forma que se va acostumbrando a recobrar su función. La quiropráctica estimula todas las áreas necesarias para que los nervios conecten mejor con los órganos y puedan trabajar ininterrumpidamente. Con el tiempo, el cuerpo lo reconoce y sana.

Alimentación

Este es el momento de retomar la ingesta de fibra si la perdiste mientras gozabas de movimientos regulares en tu intestino. Recuerda también comer muchos vegetales frescos en tu dieta. Uno de los suplementos que más te puede ayudar a regular tu sistema y evitar el estreñimiento es el Magnesio. Consulta a tu médico o nutricionista para saber la dosis recomendada en tu caso particular (Zarean & Tarjan, 2017).

SEMANA

#30

Afirmación de la semana

Me rodeo de positividad y amor, lo que contribuirá a crear un entorno tranquilo y enriquecedor para mi bebé.

¿Qué pasa en esta semana?

Ahora estás en la semana número 30, ¡que maravilla!. Las últimas semanas del embarazo pueden ser a la vez emocionantes y abrumadoras. Tu bebé continuará creciendo, pero lo hará a un paso más lento de ahora en adelante.

El bebé mide entre 14 y 15 pulgadas y pesa entre 2 ½ y 3 libras. Tiene los ojos abiertos y las pestañas alargadas. Su cuerpo se está rellenando, ya le crecieron las uñas de los pies y practica los movimientos respiratorios, que a veces pueden causar hipo.

En este punto tu bebé desarrolla neuronas olfativas, así que a partir de ahora podrá percibir olores fuertes. Durante esta semana tu bebé ya puede también reconocer y recordar voces y respira rítmicamente.

Los huesos del cráneo están separados entre sí por surcos de tejido conectivo conocidos como suturas. Donde hay más de dos huesos las suturas son más anchas y se les conoce como fontanelas. Las suturas y las fontanelas permiten que los huesos del cráneo se superpongan o se moldeen entre sí durante el parto. Luego de nacer, los huesos volverán a su posición primitiva, o su posición permanente.

Si estabas pensando en contratar a una doula para que te asista con tu parto, esta semana es un buen momento para ello. Dependiendo de si quieres dar a luz en tu casa o en el hospital, habla con la partera y con tu médico para planificar desde ya cómo se dará el gran día.

Mientras tu bebé madura te sentirás un poco incómoda, porque su crecimiento hace que tu barriga crezca cada vez más. Es normal que veas la aparición de las estrías, o que si las tenías, sean más visibles.

Para aliviar la molestia y el picor que puede traer el que tu piel se agriete, usa cremas y lociones con una base de cacao, o visita tu farmacia más cercana para ver su variedad de tratamientos. Muchas marcas traen líneas de productos para ayudar a las madres con su proceso.

Dedica también tiempo esta semana para preparar el bulto que te vas a llevar para el hospital y el bulto para tu bebé. Al final del libro encontrarás la lista con mis recomendaciones y un espacio donde puedes crear tu propia lista.

Haz de tus últimas semanas de embarazo un espacio para tratarte bien y disfrutar todos los baños que te das, todos los momentos de sueño y ocio que tienes, y todo lo que amas a tu alrededor. En unas pocas semanas tendrás a tu bebé en tus manos, y todo cambiará para bien, pero cambiará.

Aprecia estos momentos contigo y reflexiona sobre lo que has pasado. Tu bebé llegará a tus manos eventualmente.

Plan de ajuste quiropráctico

A partir de esta semana puedes tratar la inversión inclinada hacia adelante si tu bebé sigue *breech* o en posición sentada. La inversión hacia delante puede ayudar al bebé a acomodarse en una buena posición. Esta técnica es muy útil y proviene de la Dra. Carol Phillips, DC de *Dynamic Body Balancing*. Sin embargo, recomiendo hacerla cuando estés acompañada de alguien que te pueda asistir en el ejercicio.

Durante este ejercicio, te arrodillas en un sofá o butaca. Frente a ti debes tener una silla o mesa pequeña que soporte tu peso. Vas a inclinarte hacia adelante, usando esa silla o mesa para aguantarte hasta quedar con tu espalda en posición horizontal. Ahora, con mucho cuidado, baja las manos una a una hasta el piso, con los brazos extendidos y todo el peso en tus antebrazos. Esta posición es excelente y una de mis favoritas para lograr que el bebé se acomode correctamente en la pelvis. Haz tres respiraciones de 30 segundos, inhala y exhala.

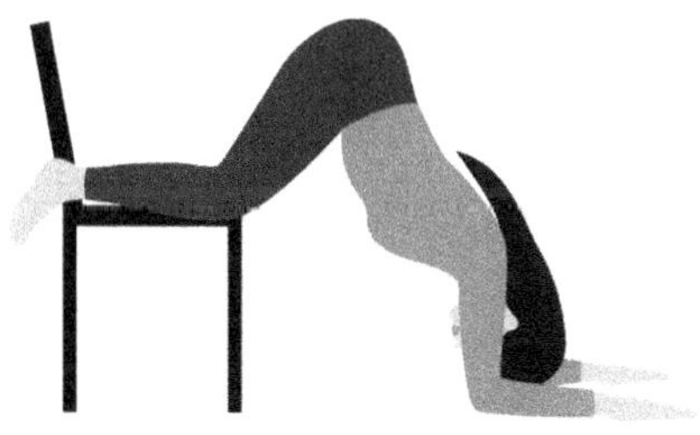

Cuando vayas a regresar a la posición vertical, pide ayuda para levantarte lentamente de manera segura. Mantén las rodillas flexionadas y haz tres respiraciones de 30 segundos adicionales.

Este ejercicio estira los ligamentos y cuando esperas un rato en la pose le das una oportunidad al bebé a posicionarse en la pelvis.

Las embarazadas sin contraindicaciones pueden practicar la inversión hacia delante de manera segura en todas las fases del parto. Las madres que padecen acidez estomacal, glaucoma, líquido amniótico elevado, hipertensión o riesgo de ictus deben evitarla.

El dolor de espalda es una molestia frecuente hacia el final del embarazo debido al peso extra y al cambio del centro de gravedad. Puedes tratar estas molestias llevando a cabo ejercicios suaves y estiramientos de la espalda. También puedes utilizar compresas frías y calientes en el área que te duele.

Alimentación

Los probióticos son las bacterias buenas que viven en nuestro cuerpo. El consumo de alimentos ricos en probióticos durante el embarazo está relacionado con tasas más bajas de parto prematuro y preeclampsia. Además, el uso de suplementos de probióticos al final del embarazo y durante la lactancia puede proteger a bebé contra alergias, eczema, cólicos, regurgitaciones y más.

SEMANA

#31

Afirmación de la semana

Mi cuerpo es fuerte y confío en que sabe exactamente qué hacer para cuidar de mi bebé en crecimiento.

¿Qué pasa en esta semana?

La semana 31 marca un periodo importante en el desarrollo de tu bebé, ya que su aparato reproductor está en pleno crecimiento. Si vas a tener un niño, sus testículos se están desplazando hacia el escroto desde cerca de los riñones, y si vas a tener una niña, su clítoris es ahora relativamente prominente.

Los pulmones de tu bebé también están más desarrollados aunque todavía no han terminado de madurar. Si fuera a nacer esta semana tendría que permanecer conectado a un respirador artificial mientras sus pulmones terminan de crecer.

En esta etapa, el bebé mide de 19 a 21 pulgadas y pesa 3.5 libras. Está utilizando los cinco sentidos y gracias a eso puede detectar un poco de luz a través de tu vientre. La grasa marrón que tu bebé tiene en capas ya va cambiando a un color más rojizo. Le están creciendo uñas que habrá que cortar al nacer para que no se lastime accidentalmente.

La mayoría de los bebés se ponen de cabeza durante estas semanas. Algunos se quedan en posición sentada, donde su cabeza está hacia arriba en vez de hacia abajo. Dentro de las razones para esa posición están que la placenta, los ligamentos, o los músculos uterinos estén tensos o creando un bloqueo. Para alinear la pelvis y relajar los ligamentos uterinos tensos, un quiropráctico puede ser de mucha ayuda.

Elevar los pies de vez en cuando puede ayudar con el dolor en los pies. Estimula tu circulación dando una caminata de por lo menos 30 minutos diariamente.

Si prefieres, puedes asistir a una clase de lactancia para aprender todo lo que necesitas saber para amamantar a tu bebé con éxito. Estas clases te ayudarán a ampliar tus conocimientos sobre los beneficios de la lactancia materna, su mecánica, la posición correcta del bebé y cómo lograr un buen agarre. También adquirirás información sobre cómo comenzar a amamantar, cómo saber si tu bebé está comiendo lo suficiente, así como los posibles problemas y soluciones.

En estas clases se abordan temas relacionados con el uso de un extractor de leche, la lactancia en público, el almacenamiento de la leche materna, los problemas asociados a la extracción, la lactancia durante horas de trabajo y el inicio de la alimentación sólida. Usualmente se sugiere que lleves a un ser querido contigo para que te acompañe.

Hay una gran variedad de libros sobre lactancia, y este sería un buen momento para buscar y comprar el que más te guste.

Tener una guía a la mano te permitirá apuntar y comparar lo que aprendas y hacer preguntas durante la clase. Es un recurso que puedes cargar contigo durante los primeros meses postparto.

Si consideras lactar a largo plazo, es momento también de escoger una máquina de lactancia. La máquina te ahorrará tiempo y esfuerzo, y asegura que puedes proporcionar suficiente leche para satisfacer las necesidades de tu bebé. A la hora de comprar una máquina de lactancia, comprar una nueva es lo más recomendado. Compartir esa maquinaria es de alto riesgo, y podría contaminar tu leche con cándida, VIH o hepatitis. Los únicos extractores seguros que se pueden reusar son los del hospital.

Si tienes problemas con la producción de leche o si tu bebé nace prematuro o padeciendo alguna condición, tu pediatra o asesor de lactancia podría recomendarte un extractor de leche en el mismo hospital. Estos extractores están diseñados para ser utilizados por varias personas y cuentan con un sistema cerrado para evitar la contaminación de la leche materna.

Recuerda, tu bebé se merece lo mejor, y con las herramientas y los recursos correctos, se lo puedes ofrecer.

Plan de ajuste quiropráctico

Durante esta semana es normal que empieces a sentir hinchazón en las manos y piernas a causa de los cambios en la circulación sanguínea. Habla con tu quiropráctico para que pueda ajustar el tratamiento a tus necesidades particulares.

Mientras más tu cuerpo va cambiando y aumentando de peso, el mejor ejercicio para moverte sin tener que apoyar tu peso en tus piernas es la natación. La sensación de flotar y poder suspenderte en el agua te dará mucho alivio, pero a la vez te ayudará a continuar moviéndote.

Alimentación

La lactancia también es nutricionalmente demandante. Es importante que te asegures de consumir suficientes alimentos y beber suficientes liquidos para satisfacer tus necesidades nutricionales cuando llegue ese momento. Pero recuerda: aunque no lleves una alimentación «perfecta», tu cuerpo siempre producirá el mejor alimento para tu bebé.

SEMANA

#32

Afirmación de la semana

Confío en la capacidad de mi cuerpo para dar a luz a un bebé sano y feliz, y estoy deseando conocer a mi pequeño.

¿Qué pasa en esta semana?

¡Ya casi estás ahí! Estoy muy contenta de poder seguir acompañándote durante esta aventura.

Cuando se acerca la fecha de parto, aproximadamente ocho semanas antes del final, es común sentir muchas emociones como alivio y preocupación por los cambios que vendrán. Estoy aquí para recordarte que lo mejor que puedes hacer es mantener la calma.

No existen padres ni madres que se lo sepan todo. A medida que tu bebé progresa, tú progresas y creces con él. Tú también vas aprendiendo, y eso es un proceso natural. No esperes saberlo todo, pero confía en tu instinto y tu deseo de hacer bien para tu bebé. Semanas antes del parto, es probable que experimentes esta mezcla de emociones.

Tu bebé ya pesa entre 4 y 4 ½ libras, mide de 15 a 16 pulgadas y seguirá subiendo de peso en preparación para el parto. Los pulmones del bebé continúan desarrollándose lentamente. El sistema nervioso está madurando establemente. Las uñas ya se terminaron de desarrollar. Si tu bebé es un niño, sus testículos ya se encuentran en la bolsa escrotal. Todos los órganos están ahí, solo continúan madurando. Durante esta semana, el lanugo comienza a caerse.

Durante las últimas etapas del embarazo, muchas mujeres sufren calambres en las piernas, especialmente por las noches mientras duermen. Para aliviar estos calambres, es recomendable estirar los músculos de las pantorrillas antes de dormir. Si te da calambre en las piernas durante la noche, sigue las siguientes instrucciones.

Flexiona el pie hacia arriba, mueve los dedos poco a poco e intenta dar masaje suavemente la parte superior del muslo, la nalga y la cadera hasta que los músculos se relajen. La clave de esta técnica es no sucumbir a la desesperación del dolor repentino, y actuar suavemente para no empeorar el calambre.

Plan de ajuste quiropráctico

Durante esta semana puedes llevar a cabo ejercicios de bajo impacto que pueden hasta darle más espacio a tu bebé para que se acomode en una buena posición para el parto.

Puedes mover suavemente las caderas, los muslos y las nalgas en forma de 8 para estirar y crear espacio. La inversión hacia adelante que practicamos en la semana 30 puede ser muy útil. Recuerda hacerla cuando estés acompañada. Cuando los ligamentos uterinos y cervicales inferiores se desenredan, se crea más espacio en el útero, lo que permite que el bebé se mueva a una posición más ideal para el nacimiento gracias a la gravedad.

Si el bebé sigue de nalgas después de 32-34 semanas, hay que hacer todo lo posible por ayudarlo a rotarse. Entre las opciones para corregir la posición se encuentran el masaje maya, la maniobra quiropráctica de Webster y ajustes quiroprácticos, masajes terapéuticos, la homeopatía, la terapia fascial, la terapia craneosacral o la versión cefálica externa. Todos estos términos pueden parecer complicados e intimidantes. Lo importante ahora es saber que tienes opciones que puedes discutir con tu quiropráctico, tu doula y tu médico de cabecera.

No olvides hacer la pose vaca y gato también. Hacerla a partir de esta semana es excelente en caso que el bebé no esté en posición todavía.

Alimentación

Aunque no siempre se presentan síntomas, los calambres musculares pueden ser un síntoma de deficiencia de magnesio. La suplementación con magnesio reduce los calambres en las piernas inducidos por el embarazo. Algunos alimentos que son buena fuente de magnesio son: las algas, vegetales de hojas verdes, semillas de calabaza, semillas de girasol, semillas de sésamo, almendras, *cashews*, semillas de chía, aguacate, cacao en polvo sin azúcar y hierbas verdes como cebollines, cilantro, perejil, menta, eneldo, salvia y albahaca.

SEMANA

#33

Afirmación de la semana

Estoy orgullosa de todo lo que he logrado durante este embarazo y estoy lista para ver lo que me depara el futuro.

¿Qué pasa en esta semana?

¡Qué emoción! Ya llegaste a la semana número 33. ¡Te celebro a ti y celebro a tu bebé!

Tu bebé pesa aproximadamente 4 ½ a 5 libras y mide de 15 a 16 ½ pulgadas. Ya sus huesos siguen endureciéndose y el desarrollo de sus pulmones pasa a primer plano. Su organismo produce un agente llamado surfactante que ayuda a mantener abiertos los pulmones cuando se inflan con el primer llanto.

Si el bebé naciera durante esta semana se le administraría surfactante artificial, pero como ya los pulmones están mucho más desarrollados, hay más optimismo si nace esta semana. Incluso, la mayoría de los bebes que nacen durante esta semana son sanos.

El bebé duerme una gran parte del día y presenta fases de movimientos oculares rápidos (REM). Así que se puede asumir que tu bebé está soñando dentro de tu vientre.

Es posible que experimentes dificultad para respirar hasta que el bebé descienda hacia la pelvis y se aleje de los pulmones. También es posible que sientas dolores de cabeza por los cambios hormonales que también alteran cuánto calor sientes. Como siempre te digo, mantente hidratada y descansa cuando tu cuerpo lo necesite, y esta recta final será pan comido.

Es importante que entiendas qué esperar del médico o de quien te asista durante el parto. Esta persona debe tratar con respeto a la mujer y ofrecer información útil. Además, es fundamental que te brinde apoyo constante y realice acciones para aliviar el dolor. Debe evitar procedimientos innecesarios y perjudiciales. También es crucial que apoye tu salud física y mental. Por encima de todo, debe respetar la relación entre madre e hijo. Es esencial que haga todo lo posible para que puedas establecer un vínculo con tu bebé inmediatamente después de nacer.

A medida que progresa el embarazo, es probable que sientas que estás repitiendo la misma ropa. Hazte un regalito y cómprate algo lindo de vestir. Hasta una sola blusa puede hacerte sentir mejor.

Ahora que te acercas a la fecha del parto, tal vez te sientes nerviosa y dudosa. Para esto, habla con tu médico, tu quiropráctico y tus seres queridos. Tu equipo de profesionales hará lo posible por aclarar tus dudas y ayudarte a través de tratamientos y consejos, mientras que tus seres queridos te darán la seguridad y el amor que necesitas. Estás pasando por un proceso grande. No te niegues a sentirte intimidada, es completamente normal y no te hace menos.

¡Tú puedes!

Plan de ajuste quiropráctico

Estás ya en la recta final. Es importante que no falles a tus visitas bisemanales, y que mantengas a tu quiropráctico al tanto de cualquier cambio en tu organismo, sea físico o emocional. Aprovecha tus ajustes para hacer cualquier pregunta que te surja sobre el proceso, lo que falta para tu parto, y sobre el parto en sí.

Alimentación

Ya sabemos, mamá, que el agua, la fibra y la proteína son nuestros aliados en este proceso. ¡Ya estás bien cerca del momento en que tendrás a tu bebé en tus brazos! No te dejes caer, sigue con tu alimentación saludable, porque ya mismo verás los resultados.

SEMANA

#34

Afirmación de la semana

Merezco una experiencia de parto positiva y defenderé mis necesidades y preferencias.

¿Qué pasa en esta semana?

¡Qué alegría poder saludarte en la semana 34! En este momento, el peso promedio de tu bebé es aproximadamente 5-5 ½ libras y mide alrededor de 16 y 17 ½ pulgadas. Continuará creciendo en tamaño y peso.

La piel del bebé sigue protegida por la vérnix que hemos discutido en semanas anteriores, que se hace más espesa durante esta semana para brindarle mayor protección. Después del nacimiento, es posible que notes restos de vérnix en algunas áreas, como debajo de los brazos, detrás de las orejas y en la ingle. Tu bebé ya casi se deshace por completo del vello suave llamado lanugo que ha estado cubriendo su piel durante los últimos meses.

Aunque la mayoría de los órganos del bebé están completamente formados y maduros, los pulmones siguen progresando.

Es posible que mientras más te acerques a la fecha del parto más hinchazón sientas en las manos, pies y hasta rostro. Esto también es consecuencia del volumen sanguíneo alto que tiene tu cuerpo. Es posible que no sientas tanto los movimientos del bebé, porque cada vez tiene menos espacio para moverse. El bebé irá descendiendo por la pelvis para prepararse y salir a la luz.

Ahora, a través de la placenta no solo recibe nutrientes, sino también defensas para hacerle frente a gérmenes y virus. En estas últimas semanas de embarazo empieza a madurar su sistema inmunológico.

Sus neuronas estás formadas y se crean múltiples conexiones entre ellas constantemente. También aumenta considerablemente la cantidad de tejido cerebral. Este proceso continuará aun fuera del vientre.

Durante estas semanas te sentirás sumamente cansada y agotada, pero te recuerdo que cada paso que das ahora mismo es uno que beneficia a tu bebé. Todo el esfuerzo de comer bien y moverte a diario es para la salud de ambos, pues dependen de ti. Cuando estés cansada, toma un momento para recuperarte y sigue la aventura. ¡Ya falta poco!

Plan de ajuste quiropráctico

Si tu bebé sigue en posición sentada, entre las semanas 34 y 35 es el mejor periodo para probar técnicas que ayuden al bebé a girarse a la posición cefálica o de cabeza para aumentar las posibilidades de un parto vaginal. La técnica de liberación del sacro de pie es una alternativa suave que puedes practicar en casa y se puede hacer en pareja.

¿Qué es la liberación sacra de pie? Es una técnica que libera la fascia alrededor de la pelvis y los diafragmas respiratorios. Fue desarrollada originalmente por la Dra. Carol Phillips para una mujer embarazada que no aguantaba tener que acostarse para la liberación abdominal.

Este ejercicio puede aliviar el dolor en el área del sacro, la zona lumbar, las caderas y el coxis así como la alineación pélvica, la acidez y los ronquidos. También puede ser útil para disminuir el dolor en las costillas y el cuello, ya que hay una conexión entre la columna vertebral y el sacro. Además, puede mejorar la posición de tu bebé, y aumentar las posibilidades de que el bebé rote por su cuenta hacia la posición necesaria. Si tu bebé ya está de cabeza, esta posición ayuda a que se acomode y pase mejor.

Para realizar la liberación sacra de pie el acompañante es el que toma el control.

Mamá se coloca cómodamente de pie frente a una pared con la cabeza apoyada en los brazos. Toma algunas respiraciones y ponte cómoda. Tu acompañante posicionará suavemente una mano sobre la parte inferior del abdomen, cerca de la parte superior del hueso púbico, mientras con la otra mano sostiene el sacro o el cóccix. El acompañante entonces aplica una presión mínima, como si sostuvieras un globo entre las manos.

Mamá y el acompañante deben tener las rodillas ligeramente flexionadas para mantener el equilibrio durante este ejercicio. Mamá probablemente tenga que bajar más las rodillas para moverse en respuesta al desplazamiento de la fascia.

Cuando esto pase, el acompañante debe seguir su movimiento, manteniendo una presión suave en el área y moviendo la mano para seguir el punto de tensión.

En esta posición el acompañante puede aplicar una presión suave para balancear la pelvis hacia al frente y hacia atrás o de lado a lado, permitiendo que la pelvis se mueva fluidamente.

Este ejercicio puede durar de 3-5 minutos, o hasta que mamá sienta alivio. Para salir de la posición respira lentamente hasta acomodarte derecha. Tómate tu tiempo haciendo cada movimiento.

Consulta con tu médico sobre que otros ejercicios puedes llevar a cabo para ayudar a la posición de tu bebé

Alimentación

Hablemos de las semillas de chía. Estas tienen múltiples beneficios nutricionales: son ricas en minerales como el calcio, magnesio, hierro y potasio, y además son una excelente fuente de fibra. ¿No sabes qué merendar? ¡Intenta con un chía *pudding*!

SEMANA #35

Afirmación de la semana

Acepto los cambios en mi cuerpo y aprecio la conexión que tengo con mi bebé en crecimiento.

¿Qué pasa en esta semana?

Tu bebé ya mide aproximadamente 17 a 18 pulgadas de longitud y pesa alrededor de 5 ½ a 6 libras. El cerebro sigue en desarrollo. El bebé avanza constantemente hacia el gran día, preparándose para respirar y regular la temperatura corporal fuera de tu vientre, por lo que se concentra en subir de peso. Finalmente, en esta semana los pulmones terminan de madurar. Su sistema nervioso está casi listo, aunque no terminará de desarrollarse hasta unos años después del nacimiento.

A las 35 semanas tu bebé está bien encajonado en el útero y tiene poco espacio para moverse. Es posible que en vez de movimientos repentinos, sientas a tu bebé rodar o golpear. Ya está en sus últimas semanas de desarrollo. Entre esta semana y la semana #37 tu bebé se empieza a poner en posición para salir. Aunque puede nacer y sobrevivir ahora, debes estar pendiente a signos de parto prematuro. Todavía no ha terminado su maduración neurológica.

Ya el bebé está practicando cómo succionar mientras se prepara para la lactancia. A medida que desciende, y que el peso no está directamente en tus pulmones, debes sentir más facilidad al respirar.

Mientras te acercas al fin de tu embarazo, es posible que vuelvas a sentir náuseas y tener vómitos.

Si tus náuseas y vómitos se sienten similares a cuando estabas en las primeras etapas del embarazo, utiliza los mismos remedios que utilizaste entonces. Si funcionaron antes, van a funcionar ahora. Estas náuseas que posiblemente sientes ahora son causadas por la fluctuación hormonal que se da mientras tu cuerpo se prepara para el parto. Pero, como ya sabemos, una nutrición adecuada puede influir. Comer bien y mantenerse hidratada puede aliviar algunas de las molestias que estás experimentando.

Ahora es un buen momento para planificar cómo pasar tiempo con tu pareja antes de que llegue el bebé. Pueden planificar una cita especial para disfrutar de los momentos a solas antes del parto, preparar una comida deliciosa en casa o hacer alguna actividad que ambos disfruten juntos.

Durante este período también se puede planificar un *baby shower*. Es un evento especial que le da a mamá un momento para descansar y celebrar con sus seres queridos la llegada del bebé. Cada bebé es un regalo que merece ser celebrado en grande, o como tú quieras. Disfruta de este momento especial con tu pareja y prepárate para el emocionante viaje que te espera.

Plan de ajuste quiropráctico

Los ajustes durante esta semana van dirigidos a ayudar con todas las presiones que la pelvis está sintiendo a causa del peso del bebé y del aumento de fluidos en el cuerpo. Estos ajustes que tengas durante estas últimas semanas serán tu apoyo con todas las sensaciones incómodas que podrían causar que te desalinees.

Como actividad física, además de continuar practicando los estiramientos que hemos detallado, puedes tratar de caminar en la playa por unos minutos. El caminar cerca de la orilla donde el agua puede llegar a tus pies puede ayudar a relajarte y a aliviar el dolor de las piernas mientras te ejercitas y disfrutas de la naturaleza.

Alimentación

¿Recuerdas que te recomendé el jengibre al principio de tu embarazo como remedio para las náuseas? Hay varios rumores sobre el uso del jengibre durante el último trimestre del embarazo. Algunos lo culpan de contracciones prematuras, otros de subir la presión. Sin embargo, nada de esto se ha podido comprobar en estudios científicos. Lo que sí se comprobó es que, si tienes una tendencia al sangrado, el jengibre puede aumentar esa complicación por ser un anticoagulante natural. Así es que, si tienes historial de pérdidas de embarazo, o de hemorragias, debes evitar el uso del jengibre en tus últimas semanas de embarazo (Lindblad & Koppula, 2016).

SEMANA

#36

Afirmación de la semana

Agradezco el apoyo de mi pareja, mi familia y mis amigos mientras me preparo para este nuevo capítulo de mi vida.

¿Qué pasa en esta semana?

¡Llegaste a la semana 36! Todos mis buenos deseos están contigo, y todo estará bien.

Tienes ahora mismo en el vientre un bebé grande en peso que tiene su cara ya redonda y formada gracias a la grasa y los músculos que se han acomodado bajo su piel. Mide entre 17 ½ a 19 pulgadas de largo, y pesa alrededor de 5 ¾ a 6 ¾ libras.

Los pulmones y el sistema nervioso son los únicos órganos que continuarán madurando. El vérnix, la capa de grasa que cubre su cuerpo, es cada vez menos gruesa y se deja entrever la piel sonrosada.

Como ahora tu bebé está más cerca de la pelvis, es posible que sientas ganas constantes de orinar y molestia en el abdomen. Aún así, no pares de tomar agua y de ejercitarte, consciente de tu cuerpo y de lo que puedes lograr.

Es posible que durante esta semana sientas más contracciones Braxton-Hicks. Estas contracciones de práctica son una oportunidad para poner a prueba lo que aprendiste en las clases de preparación al parto, como la respiración sincronizada con las contracciones.

Trata de programar tus visitas prenatales para que durante las semanas que quedan no tengas que estar pendiente a rehacerlas o que te pierdas una. Disfruta estas últimas semanas que tienes tu contigo y con tu pareja. ¡Las vas a extrañar!

Plan de ajuste quiropráctico

Durante esta semana el quiropráctico tiene un plan ya establecido para apoyar el posicionamiento del bebé. El tiempo cada vez se hace menos, y es importante que el bebé pueda asimilar la posición cefálica o de cabeza seguramente antes de nacer. Entre esta semana y la próxima el enfoque quiropráctico será enderezar al bebé si no está en la posición correcta.

En cuanto a los ejercicios y estiramientos, durante esta semana puedes intentar el estiramiento de vaca y gato que hablamos durante las semanas anteriores. Ese movimiento lento hacia adentro y afuera le dará alivio a tu pelvis si te molesta o tienes tensión.

Alimentación

El pescado sigue siendo una muy buena fuente de proteína, ácido fólico y vitamina B12. Hay algunos tipos de pescado muy seguros como opciones con bajo contenido de mercurio, como el bacalao, salmón, tilapia y arenque.

SEMANA #37

Afirmación de la semana

Mi bebé llegará en el momento perfecto y confío en que todo irá bien durante el parto.

¿Qué pasa en esta semana?

Te tengo excelentes noticias: ahora que estás en la semana 37 ¡llegaste a término! Tu bebé ya se considera lo suficientemente maduro para sobrevivir afuera de tu vientre, y podría llegar en cualquier momento. De esta semana en adelante, el bebé ya no es prematuro. Tu cuerpo empieza a prepararse para el parto. Puedes notar contracciones y un pequeño sangrado del cuello uterino debido a que empieza a dilatarse. Si expulsas el tapón mucoso, es una señal de que el parto se aproxima, pero aún puede tardar unos días.

El bebé mide aproximadamente de 17 a 18 pulgadas de longitud y pesa 6 a 7 libras. ¡Podría llegar cualquier día! Es probable que todavía tengas que esperar, pero en términos de un tiempo saludable, ya estás en el punto perfecto.

El intestino de tu bebé tiene meconio y su cabeza puede descender hacia la pelvis. Es posible que sientas más flujo vaginal y contracciones Braxton-Hicks. Lo importante es tener en cuenta que no son contracciones de parto, y que todavía te puedes tardar aún unos días o incluso semanas en parir.

Durante este tiempo tu instinto de «anidar» se hará más fuerte. Querrás limpiar y organizar cosas para la llegada de tu bebé. Está bien que lo hagas, pero ten en cuenta lo que puedes lograr en tu condición sin causar más dolor o incomodidad. Este es un buen momento para pensar en tu tiempo de maternidad fuera del trabajo y hacer ejercicios de suelo pélvico.

Es crucial mantener tu bienestar emocional y mental durante esta época emocionante pero potencialmente estresante.

En el caso del primer embarazo, el bebé desciende y se prepara para nacer. Cuando esto ocurre, es posible que te sientas más tranquila y que la parte inferior del abdomen sienta más presión. Si ya has tenido un bebé anteriormente es posible que el bebé no se desplace hacia abajo sino hasta el parto.

Como ya discutimos, la postura ideal para el parto es con la cabeza hacia abajo, mirando a la espalda de la madre, que será el caso de aproximadamente el 95% de los bebés. Se dice que la cabeza del bebé está «enganchada» cuando baje hacia la pelvis. Una vez esto pase, notarás un cambio de tamaño en tu abdomen y barriga.

Durante este tiempo emocionante y un poco estresante recuerda que tú estás en control. Mantente pendiente de cualquier síntoma de parto, como sangre o la pérdida del tapón mucoso. Asegúrate de tener preparado el bulto del hospital si vas a dar a luz fuera de casa. Recuerda cuidarte y cuidar a tu bebé. Disfruta de este momento tan especial antes de que tu familia aumente en tamaño.

Tus mejores horas están por llegar. Vas a ser una madre fantástica. ¡Estás en control, mamá!

Plan de ajuste quiropráctico

Todavía hay tiempo para que el bebé se gire si sigue sentado en la posición incorrecta. Algunos bebés no se adaptan a su posición hasta que empieza el parto. Aunque no se ha demostrado que funcione siempre, muchas mujeres afirman que inclinarte hacia adelante mientras estás sentada, de modo que las caderas queden más altas que las piernas, puede ayudar al bebé a asumir la posición correcta.

La técnica Webster es excelente para continuar ayudando al bebé a posicionarse correctamente. Ahora más que nunca debes continuar recibiendo tus dos ajustes semanales. Entre las manipulaciones y los ejercicios el bebé tiene mayores probabilidades de acomodarse correctamente.

Alimentación

La alimentación también guarda relación con la salud mental. Durante el embarazo y la lactancia aumenta el requisito de varios nutrientes como el hierro, zinc, folato, vitamina B6, vitamina B12, calcio, selenio, colina, vitamina D y omega 3. La deficiencia de estos podría estar relacionada con la salud mental materna. Tu debes estar bien para que tu bebé esté bien.

SEMANA #38

Afirmación de la semana

Mi bebé está sano y listo para nacer en el momento necesario.

¿Qué pasa en esta semana?

¡Una semana más, mamá! Ya casi llegas. Mientras se acerca la fecha de parto tu bebé está madurando, aumentando las células cerebrales, la grasa y la inmunidad con cada día que pasa. El bebé puede tener ya hasta dos centímetros de pelo. ¡Es increíble! Aunque siga cubierto de vérnix, el mismo empieza a desprenderse poco a poco. Recuerda, es posible que no se desprenda todo y salga todavía con parchos de vernix. Esta capa también hidrata la piel de tu bebé y ayuda a regular su temperatura corporal una vez nazca. Por lo tanto, asegúrate de no quitársela hasta un rato después de nacer.

Los órganos funcionan mejor cada día, y su cerebro y sus pulmones siguen madurando, lo que continuará hasta que sea un infante. Tu bebé se está preparando para respirar, digerir y mantener un ritmo cardiaco adecuado. Aunque la mayor parte de este desarrollo continuará durante la infancia y más allá, es algo hermoso e increíble lo mucho que crecen dentro de nuestra barriga.

En este momento, tu bebé pesa 6 libras a 7 ½ o más, y mide entre 17 y 20 pulgadas aproximadamente. Sus pulmones siguen produciendo surfactante para asegurarse de que pueda respirar cómodamente cuando nazca. Tu bebé también están añadiendo más grasa y entrenando cerebro y su sistema nervioso para poder enfrentar las emociones y estímulos del mundo exterior.

Es hora de prepararte y quedarte preparada. Verifica tus bultos de hospital y asegurate de que no te falta nada. Pide ayuda si la necesitas. Está bien y es normal que te sientas abrumada, pero debes pedir ayuda para minimizar los sentimientos negativos. Consejo: deja tu nevera llena de comidas congeladas para que cuando vuelvan del hospital con el bebé, comer no les de tanto trabajo.

Plan de ajuste quiropráctico

Aunque hayas cumplido con tus ajustes quiroprácticos, no estás completamente exenta de lastimarte la pelvis accidentalmente. Tu cuerpo está pasando por muchos cambios, y la hormona relaxina te predispone a más flexibilidad. Como tus músculos y huesos están más móviles, es posible que cualquier movimiento en falso o repentino te pueda lastimar o desalinear.

Algunos síntomas que te podrían dejar saber que estás desalineada son dolor en las costillas, dolor en la espalda baja o en la parte frontal de la pelvis o dolor en el hueso púbico. Otro síntoma puede ser los humores drásticos. Si tu sistema nervioso está desregulado, puedes sentir un alto nivel de estrés y pocos niveles de tolerancia.

La técnica Webster atiende todos estos problemas y a la vez continúa asistiéndote en poner a tu bebé en la posición correcta en caso de que no lo esté todavía.

Alimentación

Ya estamos lo suficientemente cerca de tu parto como para planificar lo que va a pasar luego. Esas semanas luego de parir son importantes para tu recuperación y para crear el lazo entre tú y tu bebé. ¿Tienes a alguien que te apoye con la compra y preparación de alimentos? Algunas veces esto no es posible. En ese caso, es bueno preparar comidas que puedas congelar, para tenerlas listas durante esas semanas.

SEMANA #39

Afirmación de la semana

Mi cuerpo está trabajando duro para prepararse para el parto y confío en que sabrá exactamente qué hacer cuando llegue el momento.

¿Qué pasa en esta semana?

Sé que debes sentirte nerviosa y en alta expectativa, pero todo está bien. Confía en que hiciste todo lo posible para darle a tu bebé el mejor parto, y ya pronto empezará el resto de tu aventura.

Tu bebé ya está perdiendo la mayoría de la vérnix y el lanugo que cubren su piel, pero de seguro verás algunos residuos al nacer. Desarrolló suficiente grasa debajo de la piel para regular su temperatura corporal y por eso se ve gordito y saludable. La parte más grande de tu bebé es la cabeza, y por eso también es importante que salga con la cabeza primero.

Como madre, tu cuerpo le sigue proporcionando a tu bebé anticuerpos que lo protegen contra virus y bacterias. Estos anticuerpos pasan del uno al otro a través de la placenta mientras está en tu vientre y por la leche materna una vez nazca y lacte durante los seis primeros meses de vida. Tu bebé mide aproximadamente entre 18 y 20 ½ pulgadas y pesa de 6 ½ a 8 libras.

No estás tarde para parir, ni estás temprano, así que puedes llegar a las 40 y hasta 41 semanas sabiendo que tu bebé sigue creciendo todo lo más que pueda dentro de ti, y que su cerebro sigue desarrollándose con calma en tu interior. De hecho, antes de las 39 semanas los cerebros de los bebés todavía son inmaduros, mientras que los nacidos después de las 39 semanas tienen ventajas para su salud.

Plan de ajuste quiropráctico

Durante este periodo el objetivo principal es tu comodidad. Puedes llevar un cinturón sacroilíaco (SI) alrededor de las caderas o una banda ventral bajo el abdomen para ayudar a la estabilidad y movilidad de la pelvis.

Para estar más cómoda, prueba a hacer la posición de liberación sacra de pie o la inversión inclinada hacia delante, pero no la practiques si padeces hipertensión.

Es importante no apoyarse en el sacro, sentarse sobre los huesos de la cintura, dejar que el vientre haga de hamaca y mantener la columna flexible en lugar de encorvada.

Recuerda seguir los consejos de tu médico y no faltar a tus citas prenatales. En un abrir y cerrar de ojos tendrás a tu pequeño en brazos.

Alimentación

Luego del parto, tu alimentación continuará siendo una prioridad. Necesitarás reponer energía y tomar nutrientes adicionales para compensar la pérdida de sangre durante el parto y la curación de heridas. Es importante asegurar un consumo suficiente de proteínas, líquidos y electrolitos, que son cruciales para reemplazar las pérdidas ocurridas durante el parto. Todos estos nutrientes se pueden encontrar en el caldo de huesos, sopas y guisos.

SEMANA

#40

Afirmación de la semana

Confío en la capacidad de mi cuerpo para ejecutar el trabajo de parto de forma segura y sin complicaciones, y estoy deseosa de conocer a mi bebé.

¿Qué pasa en esta semana?

Llegaste a la semana 40, lo que significa que finalmente llegaste al momento clave de tu embarazo. Ahora mismo las posibilidades de dar a luz a un bebé fuerte y saludable son todas. ¡Felicidades mamá!

El esqueleto de tu bebé está endurecido y todos los órganos están desarrollados. Su sistema digestivo y nervioso continuarán madurando. Es por esto que la alimentación del bebé es a base de leche durante el principio, independientemente de que sea leche materna o artificial. Normalmente durante esta semana el bebé está en posición cefálica para salir.

El bebé se sigue moviendo poquito, pero si notas que el movimiento desaparece por completo, llama tu médico o ve a una sala de emergencias.

La fecha de parto es una aproximación, muy rara la vez es el día exacto en el que darás a luz. A menos de que tengas una inducción o una cesárea planificada de antemano, tu bebé y tu cuerpo son quienes deciden cuándo sucede.

Estar de parto no tiene una fecha fija o de expiración. Por lo tanto, debes continuar tu buena alimentación y manteniéndote hidratada mientras esperas los primeros síntomas del parto. Te recalco que tu bebé está completamente desarrollado y listo para nacer esta semana.

Aunque el término completo se define como el tiempo entre las semanas 37 y 40 de embarazo, es bastante común dar a luz entre las semanas 41 y 43, especialmente si eres una madre primeriza. Descansa lo más que puedas mientras esperas.

Tu bebé tiene todo lo que necesita para nacer. El meconio y las primeras heces recubren su sistema intestinal. Alrededor del 30% de los bebés expulsarán esto antes del parto. Para evitar que el bebé inhale esta sustancia viscosa, es necesario realizar una aspiración profunda cuando nazca.

Tu bebé cambia a medida que se acerca el parto, y tu cuerpo aumenta las hormonas que ayudan a controlar la tensión arterial y los niveles de azúcar en sangre después del parto. Cuando sea el momento, el útero es el órgano que recibirá la señal de parte de estas hormonas de que llegó la hora de dar a luz.

Tu bebé también está listo para enfrentar la reducción del flujo de sangre hacia la placenta causada por las contracciones del parto. Estas pausas son tolerables para tu bebé mientras sean cortas y no duren mucho tiempo. Las transformaciones maravillosas que suceden durante el parto son un reflejo de cómo cada paso que haz dado te preparó para este proceso, que lleva a un resultado extraordinario.

A partir de esta semana lo que queda es esperar. Estoy sumamente orgullosa de ti por llegar a este momento que tanto esperabas. Sé paciente, tu día llegará cuando menos lo esperas.

Plan de ajuste quiropráctico

Durante esta semana tu quiropráctico se enfocará en apoyarte con tus necesidades, verificar si el bebé está en posición correcta y qué se puede hacer al respecto, pero mayormente nos enfocaremos en tu comodidad y salud. Habla con tu quiropráctico sobre tus molestias y qué quisieras mejorar. ¡Ya casi llegas y estamos aquí para ti!

En cuanto a la actividad física, puedes practicar la inversión inclinada hacia adelante que aprendiste durante la semana 30. Esto te ayudará a relajar tus ligamentos y músculos, aliviando la resistencia y ayudando al bebé a moverse.

Alimentación

Si no lo has hecho, este es un buen momento para revisar tu alacena y asegurar que tienes todo lo necesario para las semanas luego de tu parto. Haz un inventario de tu nevera, congelador y alimentos no perecederos, y prepara una lista de las cosas que vas a comer luego. Eso te ayuda a ti y, si tienes a alguien que te apoye con eso, créeme que lo van a agradecer.

SEMANA

#41

Afirmación de la semana

A pesar de que mi bebé sigue aumentando en tamaño, todavía soy capaz de encontrar momentos de consuelo y relajación.

¿Qué pasa en esta semana?

¡Ya casi, mamá! No te falta mucho. Confía en que todo está bien y que tu bebé llegará pronto. Durante las últimas semanas del embarazo es posible que se hable de programar una inducción. En estos casos es importante preguntar si existe alguna razón médica para inducir el parto o dirigirse a una cesárea. Es más saludable siempre seguir el ritmo del cuerpo, y si es médicamente seguro, esperar. Un simple retraso no debe ser razón para una inducción.

Ahora más que nunca, concéntrate en ti y tus necesidades. Si necesitas descansos más extensos, si quieres estar a solas o quieres salir a caminar y hacer nada, este es el momento. De esta semana en adelante tu parto puede dar comienzo en cualquier hora, y aunque hay que estar alerta, también hay que recordar que mamá está a punto de pasar por un proceso que le cambiará la vida.

Si deseas puedes utilizar tu bola inflable de parto para sentarte más cómoda y ejercitar tu pelvis, y puedes (cuidadosamente) tener sexo para inducir oxitocina a través de orgasmos. También es recomendable que te des la vuelta por el quiropráctico para que te ajuste la sínfisis púbica, el sacro y el cuello. Todo esto facilitará la alineación pélvica y el sistema nervioso.

Si la placenta está sana y normal, seguirá funcionando hasta que el embarazo termine. A menos que el embarazo haya superado las 42 semanas, realmente hay poco de qué preocuparse.

Plan de ajuste quiropráctico

Durante esta semana el enfoque será hacerte sentir sana, segura y preparada para el parto que podría suceder en cualquier momento ya. Tu quiropráctico se asegurará de que tu pelvis y tu bebé estén en las mejores condiciones para el gran día. ¡Solo queda esperar!

Si deseas llevar a cabo algunos estiramientos todavía puedes inclinarte hacia adelante mientras estas sentada en una silla o una bola de yoga. Contrario a encorvar la espalda, inclinarte para al frente permite que el bebé tenga más espacio y se mueva, pero con la ayuda de la gravedad.

Alimentación

¿Sabes qué? ¡Date un antojito! Pero con moderación, algo pequeño a lo que le tienes ganas desde hace tiempo, y que no va a perjudicar a tu bebé (nada de alcohol u otras sustancias). Pero, si llevas tiempo esperando poderte comer un postre o una fritura, ¡un bocadito pequeño no te va a hacer daño! ¡Te lo mereces!

SEMANA

#42

Afirmación de la semana

Cada contracción me acerca más al encuentro con mi bebé.

¿Qué pasa en esta semana?

¡Hola mamá! Mientras esperamos a que llegue tu día yo te seguiré acompañando. No te sientas como que estás tarde o que algo va mal. Llegar a esta semana es también normal, y aunque estés ansiosa y ya lista para dar a luz, recuerda que tu bebé está más seguro dentro de ti que en cualquier otro sitio. Tu bebé está aprovechando al máximo este tiempo en tu interior.

Ten la seguridad de que tu cuerpo se está preparando para el parto aunque no pase cuando lo esperas. Tu cuerpo reacciona a las señales de tu bebé para decidir cuándo es el momento de parir. Es habitual tener contracciones que parecen de parto pero que no avanzan. Aunque no lo parezca, esto es beneficioso para que tu cuerpo y tu bebé estén preparados para el parto. Continúa siendo paciente y cuídate durante este periodo. Cada cuerpo y embarazo es diferente, y algunas gestaciones pueden ser más largas que otras.

Al llegar a los 10 meses de gestación el pelo, las uñas e incluso el lanugo de tu bebé pueden ser más largos. El vérnix está casi desprendido en su totalidad.

Plan de ajuste quiropráctico

Es posible que tu médico o ginecólogo te haya hablado de varias técnicas para inducir el parto, como la autoinducción médica o la acupresión. Esto es normal durante esta semana, ya que según el Colegio Americano de Obstetras y Ginecólogos (ACOG), la inducción se debe considerar a partir de la semana 42 de embarazo o antes si hay complicaciones médicas o preocupación por la salud del bebé. El ACOG desaconseja inducir el parto por razones no médicas. Puede parecer increíble, pero a veces se plantea la facilidad de programación, la elección de la fecha de nacimiento del bebé o su signo zodiacal, o simplemente porque la madre está cansada de estar embarazada como razones válidas para inducir. En estas situaciones, los riesgos de inducir el parto superan las ventajas.

La inducción del parto modifica significativamente el proceso del trabajo de parto y el nacimiento. A menudo, es necesario ablandar el cuello uterino antes de que la pitocina (oxitocina sintética) sea efectiva, causando contracciones más rápidas y fuertes que las naturales, lo que dificulta manejar el dolor y aumenta el estrés en el útero y el bebé. Esto requiere monitorización fetal continua, y el uso de un monitor fetal y una línea intravenosa limita el movimiento de la madre. Además, la pitocina no estimula la liberación de endorfinas, reduciendo la capacidad natural de la madre para manejar el dolor y aumentando la probabilidad de que necesite una epidural, lo cual puede prolongar el parto y aumentar la necesidad de intervenciones con instrumentos durante el nacimiento (Lothian, 2006).

Prefiero que te concentres por ahora en la posición del bebé y si está enganchado a la pelvis o no. Por ejemplo, ayudar a tu bebé a girar hacia tu cadera derecha (transverso occipital izquierdo) puede ayudarle a encajar o entrar en la pelvis.

Antes de considerar cualquier tipo de técnica de inducción, vamos a poner en práctica todos los ejercicios que hemos aprendido hasta ahora para poder equilibrar la pelvis.

Vamos a hacer la inversión hacia delante, la liberación lateral, la liberación de pie, caminar, la liberación del psoas, estiramientos y natación. La cabeza del bebé se presiona contra el cuello uterino cuando está en posición transversal anterior o izquierda, y esto es posible gracias al equilibrio corporal.

Si tu embarazo dura más de 42 semanas y decides no inducir el parto, tu proveedor de cuidados prenatales debe intensificar los controles para comprobar la salud del bebé.

Aunque pueda parecer desafortunado estar retrasada, es importante que gires la perspectiva y lo veas como una oportunidad de aprendizaje. Has llevado a tu hijo a término de forma segura y tu cuerpo funciona normalmente. Aprovecha este tiempo adicional para recompensarte con actividades de las que disfrutas, como recibir masajes o pasar tiempo de calidad con amigos. ¡Puedes hasta dibujarte en la barriga y tirarte fotos! Decora tu experiencia como tú desees.

Alimentación

Mientras más tiempo estás embarazada, más importante es mantener tu alimentación saludable y tus niveles de hidratación adecuados. Ahora no es el momento de dejarte ir. Has logrado mantenerte sana durante todo este tiempo para asegurar que tu bebé esté bien. ¡Ya casi no falta nada!

SEMANA

#43

Afirmación de la semana

Mi bebé y yo estamos sanos y seguros, y tendremos un parto positivo y enriquecedor.

¿Qué pasa en esta semana?

¡Tu puedes con todo, mamá! Es completamente normal que te estés preguntando cuándo llegará tu bebé, y la contestación es ya pronto. Solo uno de cada diez bebés nace después de las 42 semanas de embarazo, así que ya eres parte de un grupo elite. Aunque te digan que tu embarazo es «prolongado» o que «está atrasado», tu embarazo es compatible con tu cuerpo y no es inusual. Es importante que te mantengas en contacto con tu médico, tu ginecólogo y tus otros profesionales de la salud de ser necesario durante esta semana.

Tu ginecólogo probablemente vuelva a mencionar las opciones de inducción, y debería conducir varias pruebas para asegurarse de la salud del bebé. En caso que el bebé no esté activo o haya una disminución del líquido amniótico, puede ser necesaria una inducción inmediata para garantizar la salud de ambas vidas envueltas en el proceso.

El ginecólogo puede administrar oxitocina por vía intravenosa para provocar contracciones, puede tratar de inducir con supositorios vaginales para ayudar la maduración del cuello uterino o rompiendo las membranas vaginales. Puede también insertar un catéter o una sonda en el cuello uterino para asistir con la dilatación lentamente. Se puede utilizar uno de estos métodos o una combinación.

Si deseas la oportunidad de inducir el parto naturalmente puedes caminar, hacer inversiones hacia adelante con mucho cuidado, participar de la liberación tumbada de lado, la liberación del psoas y hacer estiramientos.

Presta especial atención a tus emociones y trabájalas con amor y empatía hacia ti y tu proceso de embarazo y parto. Recuerda que eres tú quien va a traer una nueva vida al mundo y eso no es tarea fácil. Ten paciencia, ten fe. Confío en que puedes, mamá.

Plan de ajuste quiropráctico

Si el bebé todavía no está de cabeza o en posición cefálica a la hora de parir, hay algunas cosas que puedes hacer para tratar por última vez de acomodarlo.

Lo primero que debes hacer es evitar acostarte. Esto causa que el bebé no tenga impulso para encajarse y usualmente termina en intervención médica. La posición óptima para encajar al bebé en tu pelvis es parada, porque así la gravedad te ayuda en el proceso. Además, así tienes más probabilidades de que el sacro se ajuste y tengas mejor movimiento para parir.

Adopta una postura derecha, con la columna vertebral recta y con tu ombligo apuntando directamente hacia al frente. Imagina que tienes un hilo desde la cabeza que te hala y te endereza. Esto permitirá que bebé este mirando hacia la columna vertebral, una posición saludable. Si te inclinas hacia el frente el bebé va a querer usar el espacio que le estás dando. Si estás encorvada hacia al frente la cabeza va estar poniéndote presión, y esto resulta en un parto más complicado.

Recuerda, no cruces las piernas, ¡te podrías desalinear de esta forma!

El resto del proceso de este punto en adelante depende de si tu bebé está encajado o no. Si está en la posición cefálica y no hay problemas médicos, es extremadamente posible que tengas un parto vaginal saludable. Si el bebé no entra en posición y el tiempo continúa pasando, tus médicos te ayudarán a traer a tu bebé al mundo.

Lo más importante de todo es que tu bebé llegue al mundo saludable y lleno de amor. Aunque hacemos énfasis en buscar una experiencia natural, al final lo que importa es que tu bebé esté sano y en tus brazos.

LISTA DE COSAS

para el hospital

Lista de cosas para el hospital

Esto es lo que debes incluir en tu bulto:

1. Plan de parto y papeleo necesario para el hospital
2. De cuatro a cinco mudas de ropa cómoda, y añade ropa interior de más. Lleva contigo ropa en la que quieras estar después del parto. Piensa en llevar ropa que te permita amamantar al bebé fácilmente, que te mantenga cómoda y que te permita utilizar el baño fácilmente. Lleva medias, batas o cualquier otra ropa que te ayude a sentirte cómoda. (Básicamente, planifica ropa para más o menos 4-5 días).
3. Sostenes o brasieres de lactancia si piensas dar pecho.
4. Discos absorbentes para cuando estés lactando.
5. Cepillo de dientes, cepillo de pelo, jabón, desodorante, moños para amarrarte el pelo y todos los artículos de aseo personal.
6. Toallas.
7. Zapatos cómodos (tus pantuflas, chanclas).
8. Libros revistas, audífonos, cargadores de electrónicos y lo que desees utilizar para entretenerte en lo que pasa el tiempo.
9. Meriendas saludables que no se dañen (como barras de granola).
10. Cualquier medicamento necesario.

11. Es importante que no olvides tu identificación con foto, la información del seguro médico y tu información personal.

Tu bulto para el bebé debe tener:

1. Enterizos, chalecos y pijamas
2. Ropa para ir a casa
3. Gorro, guantecitos y zapatillas de tela
4. Muchos pañales
5. Una manta para mantenerlo caliente
6. Baberos
7. Silla de coche para el viaje de vuelta

¿QUÉ PUEDO ESPERAR *en el parto?*

¿Qué puedo esperar en el parto?

Parto

La primera etapa del parto empieza con contracciones consistentes que se van haciendo más fuertes y regulares con el pasar de los minutos. Estas contracciones acondicionarán el cuello del útero para que se expanda o se dilate. Aunque sean intensas, estas primeras contracciones son las que ablandan el cuello de tu útero y lo acortan para permitir que el bebé salga por el canal de la pelvis.

Hablemos sobre las contracciones nuevamente. No pasa nada malo. Es, como lo dice su nombre, músculos que se contraen y endurecen rítmicamente. La realidad es que las contracciones no son sinónimo de dolor. Es posible mantenerse relajada y respirando durante una contracción de modo que se le permita al cuerpo hacer su trabajo.

Mientras el útero se prepara a través de las contracciones, es posible que puedas ver una secreción rosada vaginal. Este podría sea el tapón mucoso que estaba asentado en la apertura del cuello uterino mientras tu embarazo progresaba.

Aunque las contracciones sean molestosas y fuertes, trata de mantenerte relajada. La duración de todo el proceso depende grandemente de la individualidad de nuestros cuerpos y si has sido madre anteriormente o eres primeriza. El parto entero puede llegar a durar mínimo unas horas, pero podría durar días. El cuello del útero se dilatará aproximadamente un centímetro por hora. Cuando el cuello del útero no se dilata adecuadamente o lleva demasiado tiempo cerrado y se duda de la salud del bebé, se lleva a cabo una cesárea de emergencia.

Mientras estás en esta etapa de parto inicial puedes caminar, darte un baño, escuchar música o cambiar de posiciones para distraerte. Es importante que mantengas una buena respiración para fomentar tranquilidad y relajación. Todo esto te ayudará a apaciguar tu cuerpo mientras el proceso de parto evoluciona.

Es recomendable que no comas nada durante estas horas hasta que el parto culmine, ya que si hay alguna emergencia y hay que llevar a cabo una cesárea, la comida puede ser un inconveniente en el proceso.

Si quieres pujar pero no estás completamente dilatada, la persona a cargo de tu cuidado te pedirá que no lo hagas. Dejarte llevar por la sensación de tu cuerpo y empezar a pujar muy temprano puede cansarte antes de que empiece la parte del parto que más energía necesita, como también puede hacer que se te hinche el cuello del útero, retrasando el parto. Si te den estas ganas pero todavía no es tiempo de pujar, trata de jadear o respirar para manejar las contracciones.

Sabrás que es tiempo de entrar en el parto activo una vez el cuello de tu útero se dilate de 6 a 10 centímetros. En este punto las contracciones serán más fuertes en nivel de fuerza y frecuencia. Parir toma mucho esfuerzo y energía del cuerpo, así que mantente en constante comunicación con tu equipo para que puedan monitorear el proceso y que puedan confirmar si lo que pasa es normal o algo más está sucediendo. El parto activo puede tomar más tiempo para las madres primerizas.

La persona a cargo de tu cuidado médico en este evento te indicará cuándo debes pujar. Puedes probar diferentes posiciones hasta que encuentres la que se sienta mejor, como estar en cuclillas, sentada o arrodillada. Puedes incluso estar sobre las manos y las rodillas.

En algún momento, es posible que se te pida que empujes con más suavidad o que no empujes en absoluto. Así tus tejidos vaginales tienen tiempo para estirarse y prevenir un desgarre. Si llegara a pasar que no continúa la dilatación, el bebé se queda encajado en la vía o se necesita sacar al bebé más rápido para no comprometer su salud, se lleva a cabo una episiotomía (Episiotomía: Cuándo Es Necesaria Y Cuándo No, 2022).

Una episiotomía es una incisión que se hace en el perineo (el tejido entre la abertura vaginal y el ano) durante el parto. Anteriormente era una práctica que se llevaba a cabo en todos los partos sin discriminación y sin importar la necesidad de la mamá y el bebé. Afortunadamente, los tiempos han cambiado y hoy en día las episiotomías se llevan a cabo en casos extremos o cuando no queda otra opción.

Después de que salga la cabeza del bebé, el resto del cuerpo del bebé saldrá con más facilidad. Si es necesario, se despejarán las vías respiratorias del bebé. Si tuviste un parto sin complicaciones, es posible que el médico espere de unos segundos a unos minutos antes de cortar el cordón umbilical. No cortar el cordón umbilical inmediatamente después del parto aumenta el flujo de sangre rica en nutrientes desde la placenta hasta el bebé. Así las reservas de hierro del bebé aumentan y reduce el riesgo de anemia. En otras palabras, no cortar el cordón umbilical de inmediato ayuda a que el bebé aproveche todo lo que pueda de la placenta.

La sensación de alivio que sentirás una vez tengas a tu bebé en tus brazos será sin igual. Mientras disfrutas de la presencia de tu bebé, tu cuerpo continuará trabajando para mantenerte sana. Vas a seguir sintiendo contracciones, menos intensas pero bastante seguidas. Estas contracciones son lo que ayudan a tu placenta a desplazarse al exterior. Es importante que toda la placenta salga de tu cuerpo en su totalidad para evitar infecciones, enfermedades u otras complicaciones. Posiblemente tengas que empujar un poco para que salga, esto es normal.

El proveedor de atención médica examinará la placenta para asegurarse de que esté intacta. Si se ve partida en un área o que le faltan partes se debe extraer del útero para evitar el sangrado y las infecciones. Si te interesa, puedes pedir ver la placenta.

Después de que expulses la placenta, el útero continuará contrayéndose para regresar a su tamaño normal.

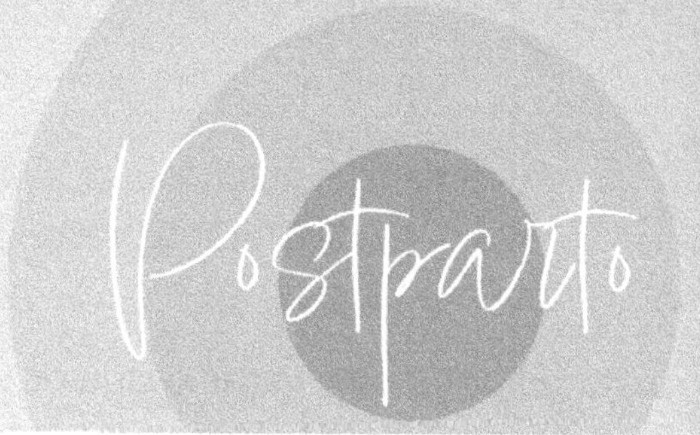

Postparto

Tu bebé irá directo a tus brazos y en tu pecho una vez salga. Todo bebé que nace pasa por un proceso de transición, donde se están ajustando a su ambiente nuevo.

El contacto piel a piel será beneficioso durante las primeras horas luego del nacimiento. Este contacto íntimo entre mamá y bebé, además de ser extremadamente recompensante, fortalece el vínculo entre ustedes y facilita la transición del bebé a su nueva vida. Es posible que durante ese ratito que lo tengas en las manos trate de amamantar. ¡Es recomendable que lo dejes hacerlo! Más adelante hablaremos de cómo llevar a cabo un proceso de lactancia exitoso.

Aunque la conmoción cause que tu bebé tenga toda la atención del cuarto, recuerda que es necesario también verificar que tú estés bien y hayas pasado el parto exitosamente. Después de dar a luz tu útero se empezará a endurecer nuevamente de forma gradual.

Durante los próximos días vas a ver un sangrado bastante marcado. Luego de que el bebé y la placenta estén afuera, las contracciones fuertes llegan a su fin, pero es posible que aún sientas molestia. Ese es tu útero encogiéndose a su tamaño regular, lo que previene que el sangrado inicial no sea tan abundante. Increíblemente, la lactancia ayuda al útero a contraerse.

El primer día verás coágulos pequeños y que el sangrado disminuye. Si vez que el sangrado aumenta en vez de disminuir, debes buscar ayuda médica. Este sangrado puede significar que falta placenta por salir o que partes del revestimiento del útero se están desprendiendo.

En caso de haber tenido algún desgarre del tejido vaginal o que se necesitara una episiotomía, es completamente normal que sientas el área inflamada y sensitiva. Puedes aplicarte compresas de hielo para aliviar la inflamación y el dolor, como también puedes darte baños calientes luego de las primeras 24 horas luego de dar a luz. Recuerda utilizar toallas limpias.

Orinar puede sentirse imposible por el dolor durante el primer día. Frecuentemente ese dolor disminuye al día siguiente, y tu cuerpo se va acostumbrando a sus funciones normales. Es posible que te sientas estreñida, y si ese es el caso, busca ablandadores o laxantes naturales. Es importante que no pujes mucho tan reciente luego del parto para poder continuar una recuperación pronta y saludable.

Guarda varios días de reposo. Durante este tiempo de descanso deja que tu cuerpo se reponga y recupere su estado usual y aprovecha para conectar con tu bebé. Admíralo, conócelo y amamántalo, ¡este es el tiempo de ustedes!

Busca ayuda médica si vez que tu sangrado es sumamente persistente y abundante, si tienes fiebre, masas extrañas en los senos, náuseas y vómitos que no paran, dolor en el vientre, flujo vaginal sospechoso o dolores de cabeza tan fuertes que te quiten la visión (Atención médica posparto: qué esperar luego del parto vaginal. 2024).

Después del parto, se aconseja a una mujer embarazada que visite a su quiropráctico al menos una vez a la semana. Esto ayuda a garantizar una recuperación adecuada y mantiene su cuerpo alineado a medida que se adapta a la vida después del embarazo. Ayuda también a prevenir tensión muscular y en los ligamentos.

¿Por qué me siento tan triste?

Dar a luz es extenuante para tu cuerpo, pero también para tu salud emocional y mental. Estás enfrentando un cambio emocionante y positivo, pero también grande, repentino y chocante. Quiero que sepas que sentirte asustada, triste, decepcionada y hasta sentir arrepentimiento es normal y es válido. Tus emociones son válidas, y no hay por qué sentir vergüenza ante los sentimientos que puedan salir a la superficie durante este momento.

Es normal que estés triste y acongojada. Muchas madres pasan por ese rango de emociones con frecuencia, y notan que con el pasar de los días va disminuyendo. Mientras la rutina nueva da comienzo y se empiezan a adaptar al nuevo integrante de la familia, aunque es difícil, la tristeza se disipa. El problema está cuando la tristeza no se disipa o empeora.

La depresión postparto es una depresión intensa que se presenta luego de dar a luz (Depresión perinatal. n.d.). Puede llegar a presentarse hasta un año después. No se conoce exactamente qué es lo que causa la depresión postparto, pero sí sabemos que existen muchos factores que pueden contribuir a su crecimiento. Una buena explicación sería el cambio hormonal drástico por el que pasa tu cuerpo al no tener al bebé en el vientre. También pueden contribuir la calidad de las relaciones interpersonales, el desempeño laboral, la falta de sueño y la preocupación universal que nos atormenta a todas - ¿seré una buena madre?.

Los síntomas de la depresión postparto son iguales a los de una depresión fuera del embarazo en general, pero tiene algunos factores de riesgo que la distinguen de otras condiciones de salud mental. Además de sentir irritabilidad, cambios de apetito, desconexión, inutilidad, falta de placer, concentración, energía y ansiedad, una madre con depresión postparto no puede cuidarse a ella misma ni a su bebé. Siente miedo al estar sola son su criatura, tiene sentimientos negativos hacia el bebé aunque no tenga intenciones de llevarlos a cabo, o no le tiene interés a su bebé. Curiosamente, el extremo opuesto de estar demasiado apegada al bebé también puede ser un síntoma.

Si sientes alguno de estos síntomas, no sientas temor en hablar con un profesional de salud mental. Admitir que no te sientes bien no debe ser motivo de vergüenza, al contrario. Decirlo en voz alta toma valentía y demuestra que tienes deseo de sentirte mejor y poder cuidar de tu bebé adecuadamente. Ponte en contacto con un terapista o psicólogo para que te puedan apoyar en el proceso. No estás sola si no lo quieres estar. Tú eres extremadamente importante, y te deseo sana, viva, cómoda y relajada en la maternidad.

GUÍA DE

lactancia

Guía de lactancia

Una vez empieces a lactar, que puede ser unas horas después del parto sino lo haces casi inmediatamente, vas a necesitar algunas técnicas para lograrlo.

Como madre lactante, se aconseja adquirir uno o dos sujetadores de lactancia antes del nacimiento del bebé para evitar obstrucciones en los conductos de la leche y prevenir dolores y mastitis. También puedes conseguir sujetadores especiales para madres primerizas, como los sujetadores de extracción de leche sin manos, que permiten a las mujeres extraer leche con mayor comodidad mientras tienen las manos libres.

Con la piel descubierta vas a aguantar tu seno con la mano de forma que puedas también manipular tu pezón. Vas a colocar tu pezón en el labio inferior del bebé, y vas a acariciar esa área de la boca suavemente hasta que empiece a abrir. Recuerda siempre acercarle el seno a la boca apuntando el pezón hacia su paladar. Algunos bebés se enganchan fácilmente, pero algunos requieren un poco más de ayuda. Una técnica útil es sostener el seno con el pulgar y los dedos en forma de «C», asegurando que los dedos estén lejos del pezón. Esto centraliza el pezón y lo expone mejor a la boca del bebé, facilitando su agarre.

Una vez el bebé encuentre el objetivo, debe tener el pezón y parte del seno dentro de su boca, con la boca bien abierta. De esta manera, puede succionar más fácilmente y crea un sello para que pueda extraer la leche con la misma presión. El bebé debe tener la cabeza centralizada y segura, de manera que su oreja, hombro y cadera estén alineados.

Recuerda que tu bebé todavía no puede aguantar el peso de su cabeza, y es crucial que esté bien posicionado para que no se ahogue y pueda alimentarse correctamente. Para eventualmente romper el vacío creado con la succión de la boca, trata de suavemente separar la boca del seno con tu meñique por la esquina de su labio en la comisura (Posturas y posiciones para amamantar. n.d.).

Postura y bienestar al amamantar

Además de dominar la técnica de la lactancia, es fundamental prestar atención a la postura durante la alimentación. Como quiropráctica, quiero enfatizar la importancia de mantener una alineación adecuada para evitar tensiones innecesarias en el cuello, la espalda y los hombros. La mala postura durante la lactancia puede generar dolor y afectar tu bienestar a largo plazo.

Para mantener una postura correcta:

1. Asegúrate de que tu espalda esté recta y bien apoyada. Usa una silla con respaldo o coloca un cojín lumbar si lo necesitas. Evita inclinarte hacia adelante o encorvarte sobre el bebé; en su lugar, acércalo a tu pecho con la ayuda de cojines de lactancia.

2. Relaja los hombros. Evita subirlos o tensarlos, ya que esto puede generar dolor en la parte superior de la espalda y en el cuello.

3. Sostén al bebé correctamente. Su cabeza, cuello y columna deben estar alineados. Su oreja, hombro y cadera deben formar una línea recta para evitar tensión en el cuello.

4. Alterna las posiciones. Cambiar la postura de lactancia puede aliviar la presión en ciertas áreas de tu cuerpo y prevenir molestias musculares.

5. Ajusta tu posición si pasas mucho tiempo sentada. Estar en la misma postura durante períodos prolongados puede generar incomodidad y afectar la circulación. Se recomienda no permanecer más de 45-60 minutos en la misma posición sin realizar pequeños movimientos o estiramientos. Si lactas con frecuencia, prueba alternar entre sentarte en una silla con buen apoyo y una posición más reclinada o acostada para reducir la tensión en la espalda y la cadera.

Galería de posiciones

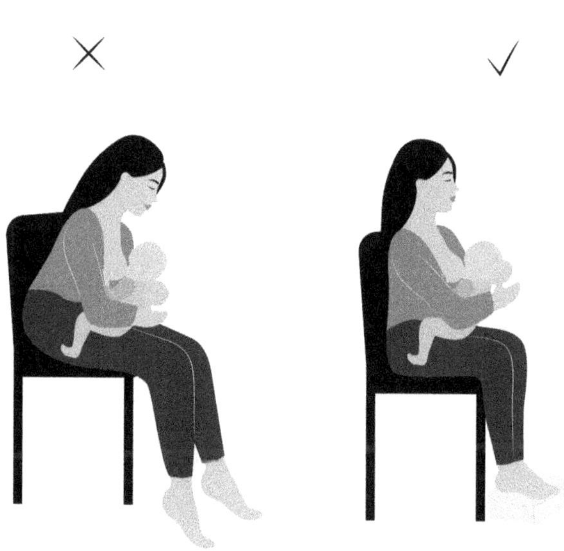

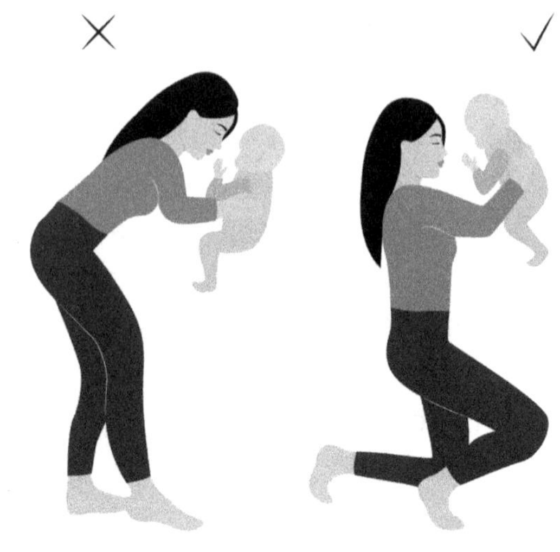

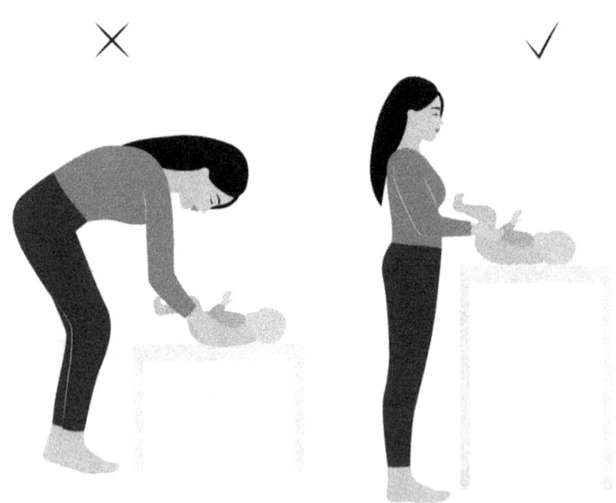

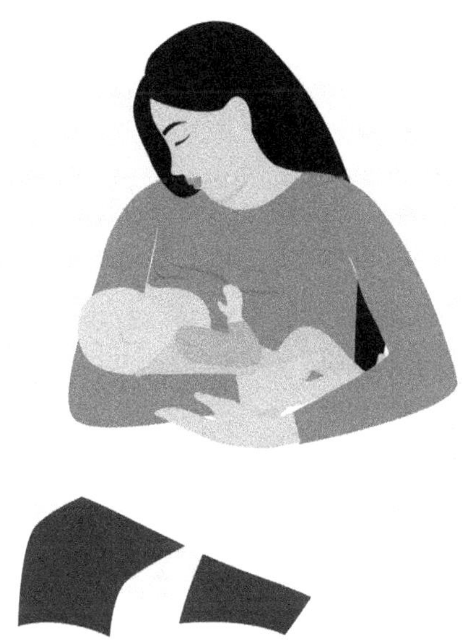

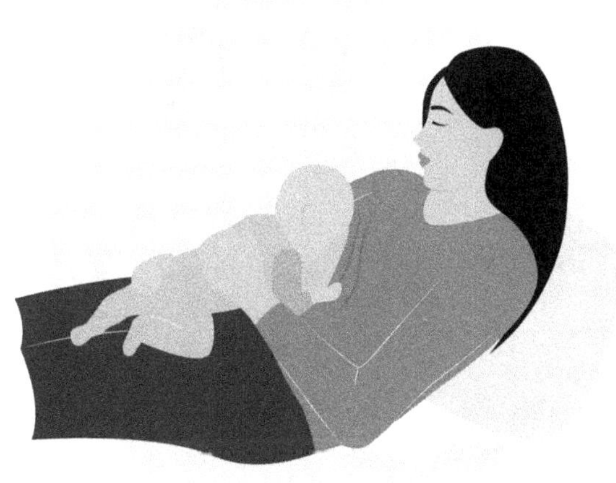

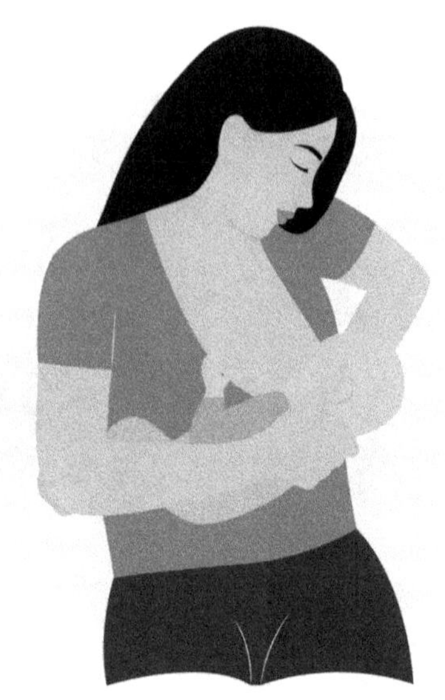

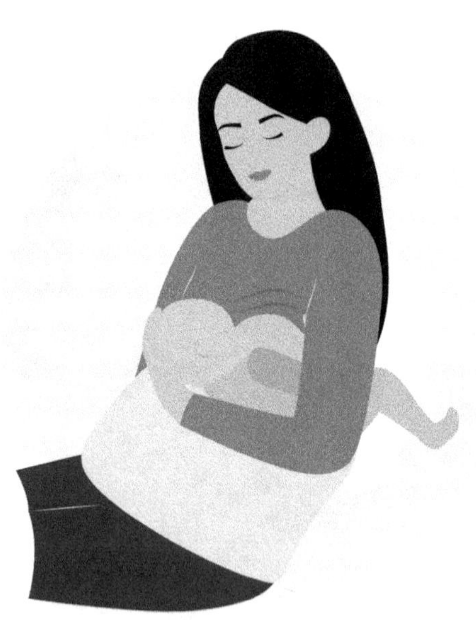

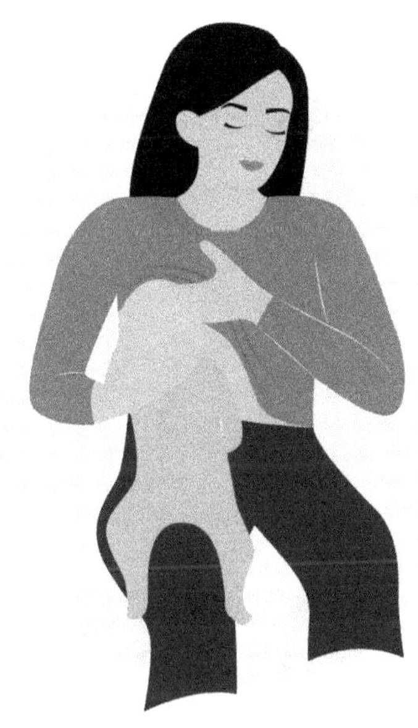

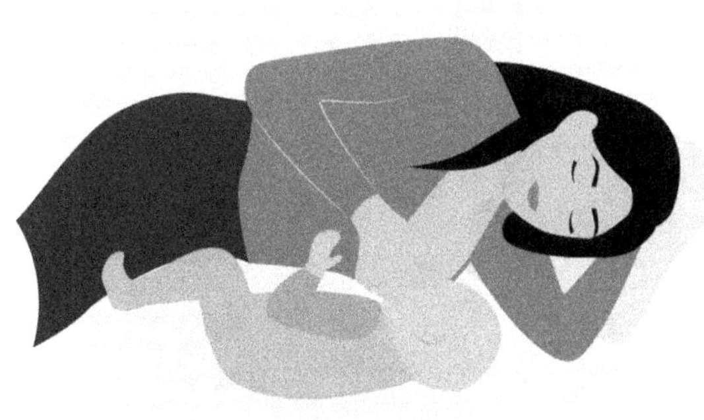

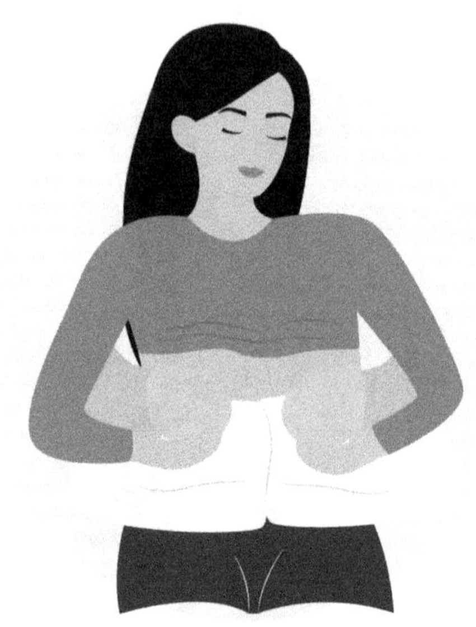

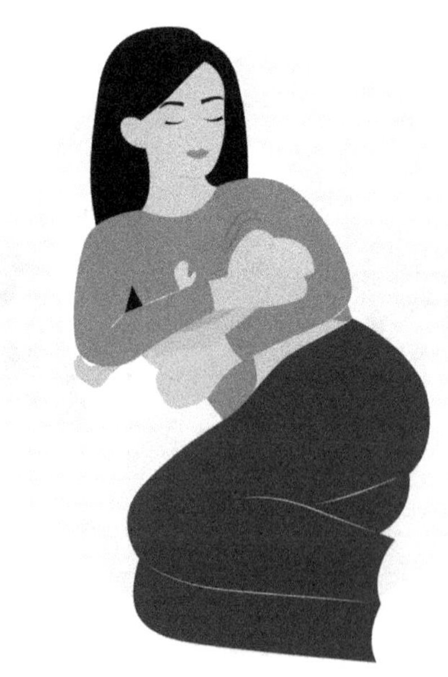

Importancia de la hidratación

La lactancia requiere un mayor consumo de líquidos para mantener una buena producción de leche. Es fundamental tomar suficiente agua a lo largo del día para evitar la deshidratación y la fatiga. Se recomienda:

1. Beber un vaso de agua antes y después de cada sesión de lactancia.
2. Tener una botella de agua accesible mientras amamantas.
3. Consumir líquidos naturales como infusiones sin cafeína o agua de coco.
4. Prestar atención a las señales de deshidratación, como sequedad en la boca, fatiga o dolor de cabeza.

¿Qué es la mastitis y cómo prevenirla?

La mastitis es una inflamación del tejido mamario que puede causar dolor, hinchazón, calor y en algunos casos fiebre o síntomas similares a los de la gripe. Ocurre cuando un conducto de leche se bloquea, lo que permite que la leche se acumule y cause inflamación, o cuando las bacterias ingresan al tejido mamario a través de una grieta en el pezón.

Señales de alerta:

1. Dolor, sensibilidad o ardor en el seno, especialmente durante la lactancia.
2. Enrojecimiento o hinchazón en una parte del seno.
3. Fiebre, escalofríos o sensación de fatiga.

¿Qué hacer si tienes mastitis?

1. Continúa amamantando o extrayendo leche. Aunque pueda ser doloroso, es importante seguir vaciando el seno afectado para evitar que la inflamación empeore.
2. Aplica compresas tibias antes de amamantar. Esto puede ayudar a aflojar la leche acumulada en los conductos bloqueados.
3. Masaje suavemente en el área afectada. Usar movimientos circulares desde la zona inflamada hacia el pezón puede ayudar a liberar el bloqueo.
4. Varía las posiciones de lactancia. Intentar diferentes posturas puede ayudar a drenar mejor el seno y evitar futuros bloqueos.
5. Descansa y mantente hidratada. La fatiga y la deshidratación pueden contribuir a la inflamación y al riesgo de infección.
6. Consulta con un especialista si los síntomas persisten. Si después de 24-48 horas no mejoras o tienes fiebre alta, es importante acudir a un médico para evaluar si necesitas antibióticos.

Aunque estés amamantando, a veces es necesario extraer leche adicional. En los casos de producción baja, te recomiendo que extraigas leche esporádicamente para ayudar a la producción de leche. Por otro lado, si produces bastante leche, te recomiendo extraer leche con las manos y no con una máquina para aliviar la congestión mamaria pero evitando la sobreproducción.

Lactar es una bella opción

Algunos bebés pasan mucho trabajo para engancharse y lactar correctamente. A veces hasta muerden el pezón con sus encías y pueden causar algunas heridas leves. Si tienes problemas para lactar y es de tu interés hacerlo, comunícate con una especialista en lactancia.

Lactar a tu bebé es muy beneficioso para su salud y la tuya como mamá. La leche materna está equilibrada perfectamente por tu cuerpo y tiene todos los nutrientes que tu bebé necesita para crecer saludable y fuerte. Estos mismos nutrientes pueden fortificar su sistema inmune y protegerlo contra infecciones comunes (National Library of Medicine. n.d.).

Si te es posible y no tienes problemas de salud que lo impidan, es recomendable que trates de amamantar a tu bebé por lo menos durante los primeros seis meses de vida. Si tomas medicamentos o sientes que hay algún factor que pueda comprometer la eficacia de tu leche materna, habla con tu médico o tu especialista de lactancia.

ESTOY ORGULLOSA

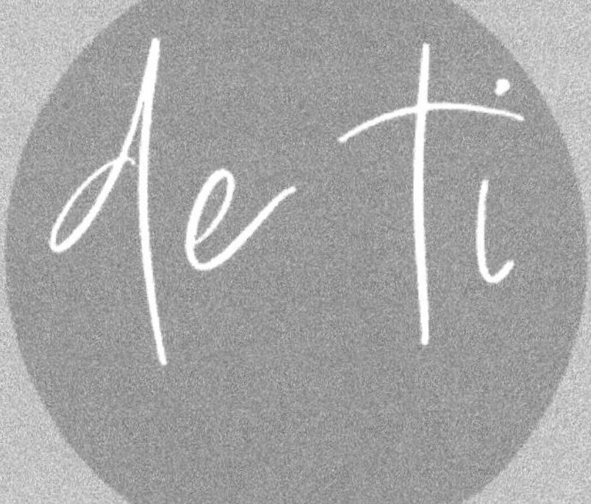

Estoy orgullosa de ti, y tú también debes estarlo

El embarazo es un proceso arduo pero magnífico. A través de las semanas ves cómo tu cuerpo cambia y se prepara naturalmente para dar paso a la maravilla de la vida. Es un proceso casi milagroso, digno de respeto y admiración.

Ahora que llegamos al final de nuestro camino juntas, debo admitir que estoy muy orgullosa de ti. El que tengas este libro en tus manos muestra que quieres hacer todo lo posible por ser una buena mamá, y por cuidar de ti durante este proceso. Abrazar la quiropráctica durante el embarazo es apoyar a tu cuerpo en su proceso natural de gestación.

Mamá, eres extraordinaria. Tu futuro bebé llegará a unas manos que lo aman, a una mujer que se esmera por su salud y su bienestar, una que se nutre de información para tomar las decisiones correctas.

Estoy segura de que aprendiste todo lo necesario para llevar a cabo un embarazo saludable dentro de lo que está en tu control. Ya sabes cómo lograrlo siguiendo el ritmo de tu cuerpo, y todos los incansables beneficios que tiene la quiropráctica para ti y tu bebé durante el embarazo. Saber qué hacer y tener toda la información posible es la mejor forma de atacar la inseguridad y depositar toda tu confianza en tu cuerpo y su capacidad de crear.

Aunque no todo será fácil, ahora que tienes la información que necesitas estás mucho más preparada y consciente de lo que implica un embarazo saludable.

Espero que durante tu aventura sientas el gozo de crear una vida nueva, que disfrutes todos los momentos que tengas con tu bebé y que abraces todos los cambios que vengan. Recuerda tener en cuenta tu salud física y mental en todo momento. ¡Tu bebé te necesita saludable!

El embarazo es un proceso natural biológico que nuestro cuerpo lleva a cabo sin pensarlo. Es innato, cada fibra de nuestro cuerpo ya sabe qué hacer cuando toca el momento. Gracias por honrar esa intuición maternal y por incluirme en tu aventura junto con tu bebé.

Referencias

Referencias

American Pregnancy Association. (2021, July 16). La Hipertensión Gestacional: Hipertensión Inducida por el Embarazo (HIE). https://americanpregnancy.org/es/healthy-pregnancy/pregnancy-complications/gestational-hypertension/#:~:text=La%20hipertensi%C3%B3n%20gestacional%2C%20tambi%C3%A9n%20conocida,preeclampsia%2C%20también%20conocida%20como%20toxemia.

American Pregnancy Association. (2021b, julio 16). La deshidratación durante el embarazo. American Pregnancy Association. https://americanpregnancy.org/es/healthy-pregnancy/pregnancy-complications/dehydration-pregnancy/#:~:text=La%20deshidrataci%C3%B3n%20durante%20el%20embarazo%20puede%20dar%20lugar%20a%20complicaciones,y%20incluso%20un%20parto%20prematuro.

American Pregnancy Association. (2022, May 31). Atención Quiropráctica durante el Embarazo. https://americanpregnancy.org/es/healthy-pregnancy/pregnancy-health-wellness-healthy-pregnancy/chiropractic-care-during-pregnancy/

American Pregnancy Association. (2023, November 25). 7 weeks pregnant. https://americanpregnancy.org/healthy-pregnancy/week-by-week/7-weeks-pregnant/

American Pregnancy Association. (2023, September 20). Early fetal development. https://americanpregnancy.org/healthy-pregnancy/pregnancy-health-wellness/early-fetal-development/

#:~:text=A%20normal%20heartbeat%20at%206,type%20of%20ultrasound%20is%20used.

Arrones, S. (2020, January 23). Los bebés recuerdan la música que escucharon antes de nacer. Reproducción Asistida ORG. https://www.reproduccionasistida.org/los-bebes-recuerdan-la-musica-que-escucharon-antes-de-nacer/

Atención médica posparto: qué esperar luego del parto vaginal. (2024, March 16). Mayo Clinic. https://www.mayoclinic.org/es/healthy-lifestyle/labor-and-delivery/in-depth/postpartum-care/art-20047233

Cano Llanos, A. (2021). Cambios morfofuncionales en el pie durante el embarazo y el postparto en relación con el número de embarazos previos: proyecto de investigación. In Facultade De Enfermaría E Podoloxía [Thesis]. https://ruc.udc.es/dspace/bitstream/handle/2183/28994/CanoLlanos_Amanda_TFG_2021.pdf?sequence=2

Depresión perinatal. (n.d.). National Institute of Mental Health (NIMH). https://www.nimh.nih.gov/health/publications/espanol/depresion-perinatal

Episiotomía: cuándo es necesaria y cuándo no. (2022, October 25). Mayo Clinic. https://www.mayoclinic.org/es/healthy-lifestyle/labor-and-delivery/in-depth/episiotomy/art-20047282

Etapas de gestación de tu bebé durante el embarazo. (n.d.). Planned Parenthood. https://www.plannedparenthood.org/es/temas-de-salud/embarazo/etapas-del-embarazo

Fallon J.M. (1990). Chiropractic and pregnancy: a partnership for the future. ICA Int Rev Chiropr. 1990;46(6):39–42.

Hearing in the Womb - Lozier Institute. (2023, June 14). Lozier Institute. https://lozierinstitute.org/dive-deeper/hearing-in-the-womb/

Henderson I. (1987). American Medical Association records released in 1987 during trial in U.S. District Court Northern Illinois Eastern Division, No. 76C 3777. May, 1987.

Jennings, L. K., & Mahdy, H. (2023, July 31). Hyperemesis gravidarum. StatPearls - NCBI Bookshelf. https://www.ncbi.nlm.nih.gov/books/NBK532917/

Kelly, A., Kavanagh, J., & Thomas, J. (2001). Relaxin for cervical ripening and induction of labour. The Cochrane Library, 2010(1). https://doi.org/10.1002/14651858.cd003103

Koch, L. K. (2005, June). Birthing fear: the iliopsoas muscle. Midwifery Today, 74, 26–29.

Korsmo, H. W., Jiang, X., & Caudill, M. A. (2019). Choline: Exploring the Growing Science on Its Benefits for Moms and Babies. Nutrients, 11(8), 1823. https://doi.org/10.3390/nu11081823

Lindblad, A. J., & Koppula, S. (2016, February 1). Ginger for nausea and vomiting of pregnancy. PubMed Central (PMC). https://www.ncbi.nlm.nih.gov/pmc/articles/PMC4755634/

Lothian J. A. (2006). Saying "No" to Induction. The Journal of Perinatal Education, 15(2), 43–45. https://doi.org/10.1624/105812406X107816

Mithal, A., & Kalra, S. (2014). Vitamin D supplementation in pregnancy. Indian journal of endocrinology and metabolism, 18(5), 593–596. https://doi.org/10.4103/2230-8210.139204

Moore, Keith L.; Persaud, T. V. N.; Torchia, Mark G. (2009). Embriología Clínica. Elsevier España. ISBN 9788480863377.

National Library of Medicine. (n.d.). Lactancia. https://medlineplus.gov/spanish/breastfeeding.html

National Library of Medicine. (n.d.). Problemas durante el parto. https://medlineplus.gov/spanish/childbirthproblems.html

Náuseas del embarazo: MedlinePlus enciclopedia médica. (n.d.). https://medlineplus.gov/spanish/ency/article/003119.htm

NHS. (2024, January 26). Have a healthy diet in pregnancy. nhs.uk. https://www.nhs.uk/pregnancy/keeping-well/have-a-healthy-diet/

Nutrition during pregnancy. (n.d.). ACOG. https://www.acog.org/womens-health/faqs/nutrition-during-pregnancy

Organization of Teratology Information Specialists (OTIS). (2023, January 1). Jengibre. Mother to Baby | Fact Sheets - NCBI Bookshelf. https://www.ncbi.nlm.nih.gov/books/NBK582732/#:~:text=No%20se%20sabe%20que%20comer,mareos%2C%20malestar%20estomacal%20o%20v%C3%B3mitos.

Osterman, M. J. K., & Gallego, M. M. J. (2024). Trends in cesarean delivery in Puerto Rico, 2018-2022. https://doi.org/10.15620/cdc:134515

Pistolese, R. A. (2002). The Webster Technique: A chiropractic technique with obstetric implications. Journal of Manipulative and Physiological Therapeutics, 25(6), 1–9. https://doi.org/10.1067/mmt.2002.126127

Posturas y posiciones para amamantar. (n.d.). UNICEF. https://www.unicef.org/uruguay/crianza/primeros-anos/posturas-y-posiciones-para-amamantar

Raines DA, Cooper DB. Braxton Hicks Contractions. [Updated 2023 Aug 8]. In: StatPearls [Internet]. Treasure Island (FL): StatPearls Publishing; 2024. https://www.ncbi.nlm.nih.gov/books/NBK470546/

Sexual and Reproductive Health and Research (SRH). (n.d.). Declaración de la OMS sobre tasas de cesárea. https://www.who.int/es/publications/i/item/WHO-RHR-15.02

Silveira, C., Pereira, B. G., Cecatti, J. G., Cavalcante, S. R., & Pereira, R. I. (2010). Fetal cardiotocography before and after water aerobics during pregnancy. Reproductive health, 7, 23. https://doi.org/10.1186/1742-4755-7-23

Stephanie Marino, Michigan State University Extension, Colleen Kokx, Dietetic Intern. (2015, February 13). Iron and vitamin C: the perfect pair? MSU Extension. https://www.canr.msu.edu/news/iron_and_vitamin_c_the_perfect_pair#:~:text=It%20has%20been%20found%20that,broccoli%2C%20Brussels%20sprouts%20and%20kiwis.

Tobias DK, Zhang C, van Dam RM, Bowers K, Hu FB. (2011). Physical activity before and during pregnancy and risk of gestational diabetes mellitus: a meta-analysis. Diabetes Care 2011;34:223-9.

Varrassi, G., Bazzano, C., & Edwards, W. (1989). Effects of physical activity on maternal plasma β-endorphin levels and perception of labor pain. American Journal of Obstetrics and Gynecology (Print), 160(3), 707–712. https://doi.org/10.1016/s0002-9378(89)80065-1

Webb, A. R., Heller, H. T., Benson, C. B., & Lahav, A. (2015). Mother's voice and heartbeat sounds elicit auditory plasticity in the human brain before full gestation. Proceedings of the National Academy of Sciences of the United States of America,112(10), 3152–3157. https://doi.org/10.1073/pnas.1414924112

Zarean, E., & Tarjan, A. (2017). Effect of Magnesium Supplement on Pregnancy Outcomes: A Randomized Control Trial. Advanced biomedical research, 6, 109. https://doi.org/10.4103/2277-9175.213879

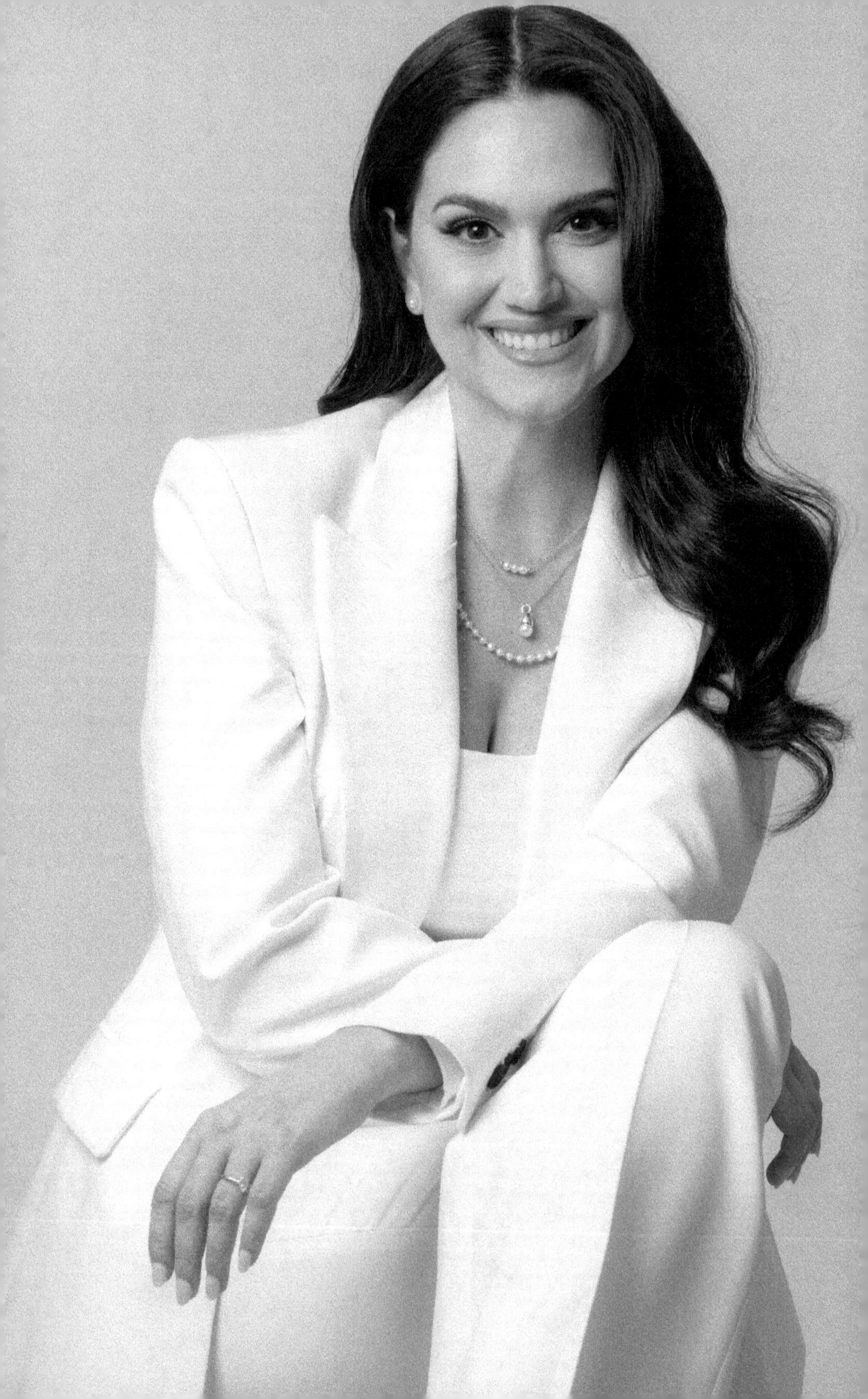

PERFIL DE *la autora*

Dra. Alexandra Jarrot Sierra, BS, DC, CACCP

La Dra. Alexandra Jarrot Sierra se destaca como quiropráctica, conocida por su dedicación a la salud y el bienestar de sus pacientes. Es nieta del primer quiropráctico en Puerto Rico, el Dr. Ralph Sierra, e hija del Dr. Jorge Jarrot y la Dra. Irma Sierra, ambos quiroprácticos. Con un firme interés en apoyar a su comunidad, en 2015 obtuvo su doctorado en Quiropráctica de Life University en Atlanta y se convirtió en la primera mujer quiropráctica puertorriqueña de tercera generación.

La preocupación por las numerosas personas que sufren de múltiples dolores y viven con interferencias nerviosas en su cuerpo la llevó a seguir el camino de la quiropráctica, una especialidad que se centra en el diagnóstico y tratamiento de trastornos de la columna vertebral. A lo largo de su carrera, acumuló una vasta experiencia en diversas técnicas quiroprácticas y destacó por su enfoque integral y personalizado hacia el cuidado de la salud.

La Dra. Jarrot Sierra se destaca por su habilidad para tratar bebés, niños y adultos mayores con afecciones como dolor de espalda, escoliosis, discos herniados, migrañas y otros problemas relacionados con la columna vertebral. Su especialidad es tratar a mujeres, y además es experta en tratamientos para embarazadas. Utiliza terapias adicionales al ajuste quiropráctico que fomentan la autosanación del cuerpo. Su trato empático y su capacidad para conectar con los pacientes le permiten ofrecer un tratamiento adaptado a las necesidades individuales de cada uno.

Además de su práctica clínica, la Dra. Jarrot Sierra se dedica a la educación y promoción de la quiropráctica, participa en talleres y programas de televisión como «Tu Salud» por Tiva TV y «Alexandra a las 12» por Telemundo, donde comparte su conocimiento y testimonios de pacientes para ayudar a más personas a lograr una mejor calidad de vida. Su compromiso y pasión por la quiropráctica la han convertido en una líder en la industria.

En 2016, se unió a la Asociación Internacional de Quiropráctica en Pediatría (ICPA) y obtuvo su Certificación de Webster, la Certificación del Consejo de la Academia de Pediatría Quiropráctica (CACCP) y la Certificación Perinatal. En 2020, tras la llegada de su hijo Gianmarco, decidió compartir todo lo que aprendió y elaboró un libro dirigido a mujeres para empoderarlas con conocimiento durante la etapa de embarazo, que incluye consejos de nutrición, quiropráctica y ejercicios. Este proyecto refleja su compromiso con la salud femenina y su deseo de proporcionar a las futuras madres las herramientas necesarias para enfrentar este momento crucial de sus vidas con confianza y seguridad.

La Dra. Jarrot tiene oficinas en San Juan y Caguas, y continuará expandiendo su práctica para alcanzar su compromiso de mejorar la salud y el bienestar de su comunidad en Puerto Rico.

www.ingramcontent.com/pod-product-compliance
Lightning Source LLC
LaVergne TN
LVHW010605100826
845148LV00014B/2862

9798234072009